AUSCULTATION

APPLIQUÉE A L'ÉTUDE

DE LA GROSSESSE

Paris. — Typographie de Gaittet et Cie, rue Gît-le-Cœur, 7.

AUSCULTATION

APPLIQUÉE A L'ÉTUDE

DE LA GROSSESSE

PAR LE DR L. MAILLIOT

A PARIS

CHEZ J.-B. BAILLIÈRE

LIBRAIRE DE L'ACADÉMIE IMPÉRIALE DE MÉDECINE

Rue Hautefeuille, 19

<table>
<tr><td>LONDRES</td><td>NEW-YORK</td></tr>
<tr><td>H. BAILLIÈRE, 219, REGENT-STREET</td><td>H. BAILLIÈRE, 290, BROADWAY</td></tr>
</table>

MADRID, C. BAILLY-BAILLIÈRE, CALLE DEL PRINCIPE, 11

1856

AUSCULTATION

APPLIQUÉE A L'ÉTUDE

DE LA GROSSESSE.

PLAN DE CE TRAVAIL.

Voici l'ordre que j'ai suivi dans l'exécution de ce travail :

Je me suis attaché d'abord à faire comprendre que si l'intervention du toucher est indispensable, à la fin de la grossesse et pendant l'accouchement, pour s'assurer des présentations et des positions du fœtus, ce moyen d'exploration doit céder le pas, en général, à l'auscultation, quand il s'agit seulement de déterminer si la grossesse existe.

J'ai indiqué successivement ensuite les phénomènes sonores que je me proposais d'étudier, l'importance absolue et relative de chacun de ces phénomènes, l'origine de leur découverte, la méthode qui convient le mieux à la pratique de l'auscultation obstétricale, les instruments qu'il faut préférer pour cette étude.

Cette sorte d'introduction terminée, j'ai procédé à la description des bruits qui peuvent annoncer l'existence du fœtus, son développement, ses maladies, sa mort.

Si j'avais voulu décrire chacun de ces phénomènes sonores dans un ordre qui fût en rapport avec son degré d'importance, je me serais occupé d'abord des bruits du cœur du fœtus.

J'aurais accordé la deuxième place au bruit de souffle, et

puis j'aurais parlé tour à tour des bruits dépendant des mouvements actifs du fœtus, des bruits dont le cordon ombilical est quelquefois le siége, et, enfin, de cet autre bruit qui paraît naître de l'altération du fœtus et des eaux de l'amnios.

J'ai pensé qu'il était préférable de suivre l'ordre tracé par la nature.

Les bruits de choc et de frottement, dus aux mouvements actifs du fœtus, sont les premiers phénomènes acoustiques qui se produisent : je les ai décrits les premiers.

Le bruit de souffle vient ensuite ; il précède communément les bruits du cœur. Il y avait donc lieu de décrire le souffle avant les bruits du cœur, et c'est ce que j'ai fait.

Les bruits ombilicaux s'entendent fort tard, quand par hasard ils se produisent : je les ai décrits de même tardivement.

Enfin, les bruits de fermentation du fœtus et du liquide amniotique n'arrivant jamais qu'après la mort du produit de la conception, j'ai dû les décrire les derniers.

La base de l'auscultation obstétricale une fois établie, je me suis occupé du diagnostic de la grossesse simple, multiple, intra ou extra utérine, et des rapports du fœtus avec tel ou tel point de la matrice.

Ensuite, suivant toujours l'ordre naturel, j'ai traité successivement des altérations du placenta, des maladies du fœtus, de sa mort, de sa décomposition dans le sein de sa mère.

Et, pour ne rien omettre dans un sujet si intéressant à tant de titres, j'ai fait mention en terminant d'un signe qu'on a dit indiquer le décollement du délivre.

CHAPITRE PREMIER.

« Quand on a pratiqué le toucher habilement, a dit M. Velpeau, quand on a essayé d'obtenir le ballottement, de sentir les mouvements, soit actifs, soit passifs, du fœtus sans succès; lorsque l'exploration abdominale n'a rien donné de satisfaisant, il ne reste plus que l'auscultation qui puisse résoudre le problème. » (*Traité complet de l'art des accouchements*, t. I, p. 197, 2ᵉ édit., Paris, 1835.)

On croirait, en lisant ce passage, qu'on ne doit songer à pratiquer l'auscultation qu'après avoir épuisé, et qui plus est, après avoir employé vainement les moyens ordinaires de diagnostic.

On ne s'exprime pas autrement, en effet, bien que dans un autre ordre d'idées, quand on dit : Lorsque tous les moyens de la médecine ont échoué dans le traitement de telle ou telle maladie, il ne reste plus qu'à pratiquer l'opération. Or l'opération est, on le sait, l'*ultima ratio medicorum*.

Nous ne repoussons pas, il s'en faut de beaucoup, d'une manière absolue, les moyens de diagnostic dont M. Velpeau recommande l'emploi, car nous mériterions, à juste titre, l'improbation de tous les praticiens; mais nous pensons que si, dans différentes circonstances [1], ces moyens ont leur degré d'utilité, on ne

---

1. Ces circonstances sont nombreuses; ce sont celles où, l'auscultation n'ayant donné aucun résultat, on a intérêt à rechercher si l'on peut produire le ballottement; ce sont celles surtout où il devient utile de savoir qu'elle est la partie du fœtus qui se présente au détroit supérieur du bassin et dans quelle position se trouve cette partie.

doit les faire intervenir, toutefois, que dans les cas où l'auscultation seule n'a pu résoudre le problème.

Ce problème consiste le plus ordinairement à déterminer s'il y a grossesse ou s'il n'y en a point, et, dans les cas où elle existe, si elle est simple ou multiple, intra ou extra utérine.

Quel moyen est plus capable que l'auscultation de faire résoudre ces différentes questions en décelant l'existence d'un bruit de souffle et des bruits du cœur du fœtus?

Que si, comme cela arrive quelquefois par exception, le bruit de souffle et les bruits du cœur ne pouvaient être saisis, bien qu'on eût lieu de croire à la grossesse, on serait toujours à temps de pratiquer le toucher, encore même ferait-on sagement de n'y recourir qu'après avoir renouvelé l'auscultation à diverses reprises, car « Avant le troisième mois, les modifications que le corps de l'utérus a subies ne sont guère appréciables directement qu'après la mort, et celles du col sont dans la plupart des cas inappréciables, ces modifications consistant seulement en un léger ramollissement du museau de tanche. » (Chailly-Honoré, *Traité pratique de l'art des accouchements*, p. 63 de la 3ᵉ édition, in-8°, Paris, 1853.)

« Et ce n'est qu'à la fin du troisième mois qu'il est possible de s'assurer du développement de l'utérus, mais non pas encore de la grossesse. En effet, l'utérus peut être modifié dans sa forme, dans sa consistance et dans son volume, sans contenir pour cela un produit de conception normale ; car ces modifications peuvent dépendre alors ou du développement d'une môle ou d'un polype, ou d'un état pathologique de l'organe. » (Chailly-Honoré, *Ibid.*, p. 69.)

D'ailleurs, « certaines circonstances telles que la douleur des parois abdominales, l'épaisseur de ces parois, la tuméfaction des grandes lèvres ou la sensibilité de l'organe, rendent quelquefois difficile, même impossible, l'appréciation des caractères dont il vient d'être parlé.

« Et de plus, si, d'après l'absence de ces signes, il est, du moins dans un grand nombre de cas, possible de nier l'existence d'une grossesse, on ne peut pas toujours, quand on les rencontre, affirmer qu'elle a lieu ; car, à cette époque de la gestation, ainsi que je viens de le dire, on ne peut constater que le développement de l'organe. Mais ce développement dépend-il d'un produit de conception ou d'un état anormal? C'est ce qu'il est possible de penser dans quelques cas, tandis que dans d'autres on restera dans une incertitude complète jusqu'à ce que de nouvelles modifications soient venues éclairer le diagnostic.

« En effet, à l'approche de l'époque menstruelle, chez quelques femmes, par suite de la congestion dont il est le siége, l'utérus acquiert parfois un volume qui peut faire supposer une grossesse de trois mois, et l'erreur est d'autant plus facile que, dans cette circonstance, le col est légèrement ramolli et entr'ouvert.

« D'autres fois, les règles, retenues dans la cavité utérine, par suite de l'occlusion de son orifice interne, distendent, en s'accumulant, les parois de l'organe et font naître sympathiquement plusieurs signes de présomption de la grossese, tels que la tuméfaction, l'endolorissement des seins, le trouble des fonctions digestives, etc., circonstances qui viennent accroître les chances d'erreur. » (Chailly-Honoré, *Ibid.*, p. 73.)

A dater de cette époque, et à mesure qu'on se rapproche de la fin du quatrième mois, « les mains appliquées sur l'abdomen sentent, entre le pubis et l'ombilic, une tumeur spheroïde, régulière, élastique, qui s'élève sur la ligne médiane et donne la sensation d'une vessie presque remplie d'eau.

« Quant aux modifications que la partie vaginale de l'utérus a subies depuis la fin du troisième mois, elles ne présentent pas des différences assez grandes avec l'époque précédente pour être facilement appréciées; ce n'est qu'à la fin du cinquième mois qu'on peut bien constater des changements notables dans cette partie de l'utérus. » (Chailly-Honoré, *Ibid.*, p. 74 et 75.)

Or, s'il est vrai qu'on ait déjà pu saisir, plus ou moins long-temps avant cette époque, le bruit de souffle et les bruits du cœur du fœtus, ainsi que l'experience l'a démontré tant de fois, nous ne nous sommes donc pas trop avancé en disant que l'ausculta-tion était, de tous les moyens d'exploration, celui auquel il fallait d'abord et de préférence demander la solution du problème de la grossesse.

Quels sont les différents phénomènes sonores susceptibles de se produire dans le cours de la grossesse?

Ce sont : 1° Des *bruits de choc et de frottement* résultant des mouvements actifs du fœtus dans le sein de sa mère;

2° Un *bruit de souffle ou de soufflet* dont le siége, aussi bien que la cause de production, sont encore un sujet de contestation entre les médecins ;

3° *Deux bruits successifs* dont la cause de production, sinon le siége, est également inconnue ;

4° Un *bruit* dont la description première appartient à M. Kennedy, et qu'il a désigné sous le nom de *son ombilical*, parce qu'il place dans le cordon anormalement comprimé le siége de sa production;

5° Enfin, un *bruissement sourd* particulier, que M. Stoltz considère comme un signe de décomposition des eaux de l'amnios et du fœtus.

Ces bruits divers méritent-ils de la part du médecin une égale attention?

Non; car si les uns, tels que ceux qui résultent des mouve-ments actifs du fœtus, sont d'une importance secondaire, au point de vue du diagnostic de la grossesse, les autres, tels que le bruit de souffle, qu'on fait dépendre le plus généralement de la circulation de l'utérus, et, surtout, les deux bruits successifs, qui sont indubitablement liés aux mouvements de contraction et de dilatation du cœur du fœtus, sont d'une importance majeure.

Et l'on ne saurait placer sur la même ligne les bruits qu'on a dit indiquer ou la compression du cordon ombilical ou la décomposition du fœtus, qui, d'ailleurs, se rattachent, comme on le voit, à des faits d'un ordre tout différent.

A qui faut-il rapporter la découverte des bruits que nous venons de signaler ?

Nous avons cité MM. Kennedy et Stoltz pour le *son ombilical* et pour le *bruissement*.

Nous ne saurions dire le nom du médecin qui a saisi le premier et décrit les *bruits de choc* et ceux *de frottement* dus aux mouvements du fœtus.

Mais nous n'éprouvons pas le même embarras pour désigner les auteurs auxquels la science est redevable de la connaissance du *souffle de la grossesse* et des *bruits du cœur* du fœtus.

C'est à M. Mayor de Lausanne que le rédacteur de *la Bibliothèque universelle des sciences, belles-lettres et arts* de Genève, faisant suite à la *Bibliothèque Britannique*, fait honneur de la découverte des *battements du cœur* du fœtus.

La note qui consacre cette découverte a été provoquée par un passage d'un rapport de P. F. Percy sur un Mémoire que Laënnec avait soumis à l'Académie royale des sciences de Paris, et dans lequel il était fait mention des battements du cœur.

P. F. Percy lut son rapport dans la séance du 29 juin 1818, et c'est dans le tome IXe du numéro de novembre de la même année que parut, dans *la Bibliothèque* de Genève, la note que nous venons de signaler.

Un peu plus tard, M. Lejumeau de Kergaradec, qui n'avait aucune connaissance de la découverte de M. Mayor, surprit à son tour les battements cardiaques du fœtus sur une jeune dame

qu'il auscultait dans l'intention de savoir si, dans les mouvements exécutés par le fœtus dans le sein de sa mère, on pouvait
entendre le flot résultant de l'agitation du liquide amniotique.
Et il découvrit, en outre, sur la même personne, ce qu'il appela
des *pulsations*[1] *simples* régulières, parfaitement isochrones au
pouls de la mère, s'accompagnant d'un bruit particulier qui se
rapprochait du souffle observé dans certaines maladies du cœur
et des gros vaisseaux.

M. Lejumeau de Kergaradec communiqua le résultat de ses
recherches à l'Académie royale de médecine, le 26 décembre 1821,
et il le fit connaître au public, l'année suivante, dans une bro-
chure intitulée : *Mémoire sur l'auscultation appliquée à l'étude
de la grossesse ou recherches sur deux nouveaux signes propres
à faire reconnaître plusieurs circonstances de l'état de gestation.* (In-8°, Paris, 1822.)

Nous aurons à passer successivement en revue chacun des
bruits que nous venons de mentionner.

Nous aurons à les considérer dans leurs rapports avec la grossesse (simple ou multiple) intra ou extra utérine, non moins
que dans leurs rapports avec l'âge du produit de la conception,
son état de santé ou de maladie, son état de vie ou de mort.

Et, pour compléter ce qui a trait à l'auscultation de la grossesse, nous aurons à indiquer aussi, chemin faisant, les signes
qui peuvent servir à faire reconnaître les présentations et les
positions du fœtus.

Mais, auparavant, nous avons à nous demander quelle est la
méthode qu'il faut préférer dans l'auscultation de la grossesse et
quelles sont les *règles* qu'il faut suivre.

---

1. MM. Stoltz (p. 214) et Depaul (p. 169) considèrent cette expression
comme impropre, le souffle étant constamment dépourvu d'une impulsion ou
d'un choc quelconque. Selon Laënnec (t. III, p. 522), les pulsations sont trop
profondément situées pour qu'on puisse les saisir.

*A quelle méthode convient-il d'avoir recours dans l'ausculta-
tion de la grossesse ?*

Nous répondrons sans hésiter que l'auscultation médiate ou
stéthoscopique mérite, en général, la préférence sur l'auscultation directe.

Nous n'ignorons pas qu'il s'est rencontré des auteurs, tels que
Mende (cit. de Depaul, p. 18), Hatin (cit. de Depaul, p. 74),
Fodera (p. 115), Ulsamer (cit. de Carrière, p. 11), Haus (cit.
de Depaul, p. 14), etc., qui ont émis une opinion contraire.
Nous n'ignorons pas non plus que Haus a prétendu qu'il n'avait
jamais entendu avec le stéthoscope les différents bruits de la
grossesse, tandis qu'il les avait presque toujours perçus avec
l'oreille nue. Nous n'ignorons pas, enfin, que M. Stoltz préfère,
en général, se servir de l'oreille dans la recherche des bruits du
cœur, et qu'il n'a recours au stéthoscope que lorsqu'il n'obtient
pas de résultat par l'auscultation immédiate (p. 224).

Mais nous savons aussi que Michaëlides (p. 8 et 9) recherche
d'abord les bruits avec l'oreille, sauf à recourir ensuite au stéthoscope pour en préciser mieux la force et le point de départ.

Il serait oiseux de s'étendre longuement sur cette question.

Nous ajouterons seulement que MM. Lejumeau de Kergaradec
(p. 34), Cazeaux (p. 113), Carrière (p. 37), Jacquemier (t. I,
p. 248), Chailly-Honoré (p. 84), Depaul (p. 148 et suiv.),
Hoefft (cit. de Carrière, p. 28), Hope (*The diseases of the heart,*
p. 128), Monod (p. 253), Newman-Shervood (cit. de Depaul,
p. 67), Hohl (cit. de Carrière, p. 37), etc., préfèrent à l'oreille
nue le stéthoscope.

Nous le préférons aussi : 1° Pour des raisons de haute conve-
nance que tout le monde comprendra ;

2° Pour la facilité plus grande qu'il donne à l'auscultation, en favorisant moins la congestion du sang vers la tête de l'explorateur et en lui permettant de prendre des positions moins gênantes ;

Nous préférons le stéthoscope encore :

3° Parce qu'il permet d'ausculter un plus grand nombre de points de l'utérus ;

4° Parce qu'il rend plus facile la dépression des anses intestinales interposées et de la matrice elle-même ;

5° Parce qu'il rend plus facile encore la circonscription des bruits de la grossesse, la détermination de leur siége et de leur summum d'intensité, et, par conséquent, le diagnostic des positions et des présentations.

Est-ce à dire pour cela que nous repoussions d'une manière absolue l'auscultation directe dans la grossesse? Non certes. Nous y avons recours quand nous sommes pris au dépourvu, mais très-rarement sans cela.

Avec l'ausculation directe, en effet, on peut à la rigueur, tout aussi bien qu'avec l'auscultation médiate, distinguer le bruit de souffle et les bruits cardiaques, surtout lorsque la matrice est exactement appliquée contre les parois abdominales de la mère et que le dos du fœtus regarde en avant; avec l'auscultation directe, enfin, on peut reconnaître presque constamment la grossesse, mais cette méthode ne saurait donner, en général, des résultats aussi précis, aussi sûrs, aussi complets que ceux qu'on est en droit d'attendre de l'auscultation médiate.

Quel est donc, en ce cas, le stéthoscope auquel il faut donner la préférence?

Nous pensons que l'on peut recourir indistinctement, pour l'auscultation de la grossesse, aux stéthoscopes de MM. Piorry, Bigelow, Williams, Depaul, etc.

Maygrier songeait-il aux stéthoscopes usités de son temps quand il écrivait[1] : « L'usage du stéthoscope, s'il était possible de l'appliquer dans l'intérieur du vagin, pourrait fournir, après le troisième mois, des résultats précieux pour confirmer l'état de plénitude de l'utérus par un corps organisé? » Nous ne savons. Mais il n'en est pas moins vrai que M. Nauche a repris cette idée [2] et qu'il a non-seulement décrit, mais figuré un instrument qu'il a désigné sous le nom de *métroscope* (de μετρα, matrice et σκοπεω, j'écoute) et qu'il a proposé d'introduire non-seulement dans le vagin, mais jusque dans la cavité de l'utérus.

Le métroscope de M. Nauche se compose d'un tube en bois de 2 pieds de longueur et de 8 lignes de diamètre, courbé presque à angle droit dans le premier quart de sa longueur. Une de ses extrémités est arrondie et polie pour être introduite jusqu'au fond du conduit vulvo-utérin et à l'orifice extérieur du col de l'utérus. L'autre extrémité est terminée par une rondelle d'ivoire sur laquelle on applique le pavillon de l'oreille.

Trois brisures servant à diviser l'instrument en quatre parties le rendent plus portatif et par conséquent plus commode.

Le métroscope devait permettre, suivant M. Nauche :

1° De saisir les mouvements des artères du vagin et de l'utérus;

2° D'entendre les mouvements actifs du fœtus dès le troisième mois de la grossesse, bien avant que la mère les sente elle-même, et avant que le toucher fasse saisir le ballottement;

3° De distinguer les battements des vaisseaux du placenta, lorsque ce corps serait inséré sur l'orifice de l'utérus, ce qui conduirait à reconnaître cette insertion;

4° De percevoir dans des cas exceptionnels les battements du cœur du fœtus;

---

1. *Nouvelle démonstration d'accouchements*, p. 28, 1 vol. in-folio. Paris 1822.

2. *Des maladies propres aux femmes*. Ouvrage publié en 2 parties ou 2 tomes in-8°, p. 752 et suiv. Paris 1829.

5° Il devait empêcher de confondre la grossesse avec certaines maladies de l'utérus;

6° Il pouvait enfin aider à reconnaître, par son introduction dans la cavité de l'utérus, la mort du fœtus pendant la grossesse et pendant l'accouchement.

M. Velpeau s'est contenté de dire, en faisant allusion au métroscope : « C'est une idée que je crois inutile de combattre. » (P. 132 de l'éd. de Bruxelles.)

M. Stoltz n'a pas craint d'assurer que cet instrument ne présentait aucun des avantages que M. Nauche lui prêtait. « Je crois, a même ajouté cet auteur (p. 225), qu'il serait de la plus grande imprudence de le faire pénétrer jusque dans la cavité de la matrice. »

M. Depaul a exprimé la même idée quand il a dit : En admettant que l'introduction du métroscope fût possible chez toutes les femmes et à toutes les époques de la grossesse, qui pourrait regarder comme indifférentes les excitations portées sur la partie la plus irritable de la matrice, sur celle qui tient en quelque sorte sous sa dépendance la faculté contractile de tous les autres points? » (P. 164.)

Bien que nous n'ayons pas cru devoir expérimenter le métroscope de M. Nauche, nous pensons qu'il est sage de se ranger à l'opinion des auteurs précédents.

A notre avis, les inconvénients qu'il y aurait à introduire cet instrument dans l'utérus, ou même seulement dans le vagin, ne sauraient être compensés par l'avantage de saisir un peu plus tôt que de coutume les mouvements actifs du fœtus.

Ce qui pourrait être de quelque utilité, ce serait la découverte anticipée des bruits du cœur. Mais M. Nauche dit lui-même qu'il ne faut point trop compter sur ce résultat.

D'un autre côté, le doigt peut tout aussi bien qu'un instrument quelconque saisir, quand ils sont saisissables, les mouvements des artères de l'utérus et du vagin.

Qnant aux insertions du placenta, elles sont rares, d'une part, sur l'orifice de l'utérus, et, d'une autre part, les idées qu'on s'était formées, dès le principe, de leur diagnostic fondé sur le siége de production du bruit de souffle ne sont pas suffisamment légitimées.

Après ces critiques de l'instrument de M. Nauche, nous avons à peine besoin d'insister sur la prétendue confusion de la grossesse avec diverses maladies de l'utérus ou d'autres organes, confusion que le métroscope ferait cesser. Car, si des erreurs étaient commises dans ce diagnostic différentiel, il faudrait les imputer plutôt au défaut d'examen ou de lumières des médecins qu'à l'impuissance de la science.

Pour se convaincre de cette vérité, il suffit de parcourir la note que M. Pichon a insérée dans la *Clinique des hôpitaux et de la ville* (t. I, n° 36. Paris 1827). Cette note renferme trois observations. L'une d'elles (la troisième) a trait au diagnostic de l'insertion du placenta par le métroscope.

Les deux autres consacrent des erreurs graves de diagnostic commises avant l'intervention du métroscope.

Dans l'une, en effet, (la première) « on avait cru qu'il existait une gastro-entérite, une métrite chronique, avec amenorrhée. »

Dans l'autre (la seconde), « on avait pensé à une maladie de l'ovaire et à une ascite, enfin à une péritonite chronique. »

M. Pichon, ayant perçu dans ces deux cas les mouvements du fœtus, à l'aide du métroscope, se prononça pour la grossesse, et l'avenir confirma sa prévision. L'auteur ne dit pas à quelle époque en était la deuxième malade. Quant à la première, elle avait dépassé le septième mois. M. Pichon s'était borné à toucher ces deux malades et à pratiquer ce qu'il appelle la métroscopie. Il est assez étrange qu'il n'ait pas eu recours à l'auscultation ordinaire, car, à l'époque où il écrivait (1827), il avait été parlé des bruits du cœur du fœtus (en novembre 1818) et du bruit de souffle de la grossesse (1821), comme nous l'avons dit plus haut.

RÈGLES A SUIVRE DANS L'AUSCULTATION DE LA GROSSESSE.

L'auscultation de la grossesse n'exige pas moins de soin que l'auscultation de la poitrine; elle en demande peut-être d'avantage, si l'on réfléchit qu'il ne suffit pas d'avoir entendu, par exemple, les bruits du cœur du fœtus, mais qu'il faut encore, pour résoudre certaines questions, pouvoir bien préciser le *summum* d'intensité de ces bruits sur les parois abdominales et bien déterminer ensuite leur étendue et leur décroissance successive dans telle ou telle direction.

On serait d'autant plus coupable de ne pas faire une étude souvent répétée de l'auscultation obstétricale qu'elle n'est suivie d'aucun danger pour les femmes enceintes, pour peu qu'on mette de précaution dans ses recherches. Nous verrons plus loin qu'on peut entendre, à la rigueur, les bruits du cœur du fœtus entre le quatrième et le cinquième mois de la grossesse; le bruit de souffle à la fin du quatrième mois et même, par exception, si l'on en croit quelques auteurs, à trois mois, à deux mois et demi; et les bruits résultant des mouvements actifs du fœtus à la fin du troisième mois.

Il est donc logique d'ausculter au quatrième, au troisième mois, et même un peu plutôt, les femmes qu'on a quelque raison de croire enceintes.

Il est possible que l'auscultation ne donne le plus souvent, à ces différentes époques, que des résultats négatifs, mais on en sera quitte pour renouveler ce moyen d'exploration un peu plus tard.

Et dans tous les cas on appliquera successivement le stéthoscope sur tous les points de l'utérus accessibles à cet instrument, en commençant par ceux où les bruits s'entendent d'ordinaire.

Il arrive souvent qu'on ne saisit absolument rien dans les pre—
miers instants de l'exploration. Il ne faut pas se décourager pour
cela; car, au moment ou on s'y attend le moins, on distingue ou
le bruits de souffle ou les bruits du cœur du fœtus.

Ce que nous venons de dire donne à entendre qu'il ne se fait
jamais trop de silence autour des femmes qu'on ausculte.

Si cette précaution est utile quand on veut constater seulement
la grossesse, elle devient indispensable quand on se propose de
déterminer les présentations et les positions du fœtus.

Moins la grossesse est avancée, et plus il importe de choisir,
pour ausculter, le moment où l'intestin et la vessie sont
libres.

Bien que l'on puisse arriver au diagnostic de la grossesse,
surtout vers le cinquième mois, en auscultant les femmes
dans la station, il est préférable de leur faire prendre la po—
sition horizontale, à moins qu'on ne veuille étudier certaines
questions relatives à la théorie du bruit de souffle, auquel cas
on fait mettre les femmes sur les genoux et sur les coudes.

A part cette exception, c'est sur un lit étroit, autour duquel
on puisse librement circuler, ou sur tout autre meuble, pourvu
qu'il soit assez élevé pour ne pas gêner l'explorateur, qu'il
faudra les faire placer, en leur recommandant de se tenir bien
symétriquement d'abord, et ensuite de s'incliner tantôt à droite
et tantôt à gauche, de manière à ce qu'on puisse, suivant le
besoin, appliquer alternativement l'oreille ou le stéthoscope sur
toutes les parties de l'utérus accessibles à ces deux modes
d'exploration.

On aura soin également de faire mettre dans le relâchement
les parois abdominales.

Et puis on exercera une compression graduelle, mais toujours
modérée, sur ces mêmes parois, de manière à se rapprocher
le plus possible du fœtus, en refoulant à la fois le tube digestif
et les eaux de l'amnios, sans faire le moindre mal aux per-

sonnes qu'on examine et sans produire aucun bruit de frottement.

Les précautions que doit prendre le médecin ne sont pas
moins importantes. S'il baissait trop la tête, elle deviendrait le
siége d'une congestion qui pourrait bien nuire à la perception
des sons.

Il doit se placer alternativement d'un côté et de l'autre du lit,
se servant de l'oreille gauche quand il est à la droite du lit et de
l'oreille droite quand il est à sa gauche.

Pour obtenir de l'auscultation obstétricale le plus d'avantages
qu'il est possible, il est convenable que les femmes se décou-
vrent entièrement le ventre.

Mais, si l'on n'a pas l'intention de poursuivre ces avantages,
on se bornera à ausculter par dessus la chemise, dont les plis
seront effacés.

Si ce vêtement se trouvait par hasard roide, fraîchement
empesé, on ferait bien de le remplacer par une serviette fine et
souple.

L'auscultation n'offrira le plus ordinairement aucune difficulté; elle ne rencontrera aucun obstacle, mais il pourra néan-
moins arriver exceptionnellement, dans le cours de la grossesse,
que certaines contractions utérines plus ou moins rapprochées,
soit spontanées, soit surtout provoquées par les manœuvres du
médecin, obligent à remettre à un moment plus opportun les
recherches qu'on se proposait de faire. A plus forte raison cela
pourra-t-il avoir lieu durant le travail de l'enfantement.

Il pourra arriver encore qu'une sensibilité exagérée des parois de l'abdomen ou de l'utérus, que l'indocilité de quelques
femmes, etc., limitent les ressources de l'auscultation. Mais ce
sont là des exceptions heureusement fort rares.

Malgré cela, il faut renouveler de temps en temps ou tenter
de renouveler l'auscultation, au moins dans l'intervalle des douleurs, non-seulement pour se rendre compte de la manière

dont le fœtus s'engage dans le bassin, mais encore pour étudier la force des bruits de son cœur et suivre ainsi les changements qui s'opèrent dans le nombre et dans l'énergie de ses contractions. Car les modifications qui sont susceptibles de se produire, sous ce double rapport, peuvent nécessiter de la part de l'accoucheur telle ou telle conduite.

Que si, au contraire, on ne constate, malgré la durée du travail et l'énergie des contractions de l'utérus, aucune modification sensible dans la circulation fœtale, non-seulement on se gardera de rien faire d'inopportun, mais encore on aura la certitude que rien n'est compromis.

Que de services l'auscultation n'aura-t-elle pas rendus aux femmes en couches quand elle aura appris aux médecins à savoir s'abstenir à propos et à savoir attendre !

CHAPITRE II.

1° BRUITS DE CHOC ET DE FROTTEMENT DÉPENDANT DES MOUVEMENTS ACTIFS DU FOETUS.

Synonymie. *Bruits de déplacement du fœtus.* (Barth et Roger, p. 582.) Andry, (p. 510.)

Les bruits de choc et de frottement que le fœtus est susceptible de produire spontanément sur la surface interne de l'utérus sont utiles à constater au début de la grossesse.

Les bruits de choc qui apparaissent les premiers, à une époque où les signes rationnels ne méritent guère confiance, sont d'une grande importance séméiotique, puisqu'ils indiquent un déplacement en masse du fœtus et qu'ils sont, en outre, une preuve de sa vitalité.

2

D'autres bruits de choc apparaissent après la deuxième moitié de la grossesse; ils sont dus au déploiement des membres. Ce sont alors les pieds ou les genoux, et plus rarement les coudes ou les mains qui frappent la matrice en des endroits divers.

Ces bruits, plus tardifs que les premiers, sont d'un moindre intérêt, par conséquent, pour le diagnostic. Et les bruits de frottement que produisent beaucoup plus tard les déplacements des membres du fœtus importent moins encore, parce qu'on possède déjà des éléments de diagnostic plus précieux.

Un mot sur les bruits de choc et les bruits de frottement.

A. *Bruits de choc*. Il suffit d'écouter avec la plus grande attention, entre le troisième et le quatrième mois, pour distinguer le plus souvent un bruit de choc, ordinairement léger, sourd et rapide, qui revient à des intervalles plus ou moins rapprochés.

M. Depaul a pu l'entendre neuf fois sur douze femmes, qui, d'après leur témoignage, étaient à la fin du troisième mois de la grossesse et qui n'avaient pas dépassé la quatorzième semaine. Il lui a suffi pour cela de renouveler l'auscultation à différentes reprises (p. 392).

Ce bruit de choc, dont il serait fort difficile de donner une description satisfaisante, est plus fort ou plus faible, plus clair ou plus sourd, suivant la violence des mouvements du fœtus, les points de la matrice qu'il vient frapper et la distance qui sépare le stéthoscope de la surface extérieure de l'utérus.

Nous disons la distance, parce qu'à l'époque où les bruits de choc peuvent être entendus pour la première fois il faut aller les chercher dans le petit bassin, en refoulant, autant que possible, le tube digestif; ce qui ne peut se faire sans que les muscles abdominaux, préalablement relâchés, ne soient plus ou moins déprimés à l'aide du cylindre.

Ce qui prouve que les bruits de choc sont dus entièrement, dans la première moitié de la grossesse, aux déplacements en masse du fœtus, comme nous l'avons avancé, c'est qu'on détermine absolument les mêmes phénomènes sonores en produisant le ballottement.

Du reste, ces bruits de choc deviennent d'autant plus rares et plus difficiles que le fœtus s'éloigne davantage du terme de la conception.

Et quand les déplacements de totalité cessent d'être observés, on en distingue d'autres qui paraissent dépendre des mouvements de certaines parties du fœtus, c'est-à-dire du déploiement brusque de l'une ou l'autre de ses extrémités.

B. *Bruits de frottement.* On a admis que le fœtus pouvait les produire de deux manières différentes : ou bien le fœtus tourne entièrement sur son axe, ou bien c'est la tête seule qui exécute des mouvements sur le segment inférieur de l'utérus.

Dans ces deux cas, on distingue facilement des bruits de frottement. Les premiers seraient plus étendus que les seconds.

Ces bruits de frottement se montrant plus tard que les bruits de choc, leur valeur diagnostique est moindre, nous le répétons, mais ils sont toujours d'un bon augure.

2° BRUIT DE SOUFFLE.

SYNONYMIE. *Souffle utérin*[1]. *Pulsations placentaires*[2]. *Souffle placentaire*[3]. *Pulsation simple* [4]. *Bruit de grossesse* [5]. *Bruit utérin* [6]. *Bruit de souffle ou de soufflet* [7]. *Battements ou pulsations simples avec souffle* [8]. *Grande pulsation*[9]. *Souffle utéro-placentaire*[10], etc.

---

1. Paul Dubois (p. 462), Depaul (p. 169 et 236), Chailly-Honoré (p. 81).
2. De Lens (p. 39 et 43 du *Mémoire sur l'auscultation appliquée à l'étude de la grossesse*, par L. de Kergaradec); Laënnec (t. III, p. 525).
3. Monod (p. 249 du *Répert. méd.*, août 1831); Kennedy (p. 231).
4. Hohl (cit. de Depaul, p. 168); Lau (cit. de Carrière, p. 42); Newman-Sherwood (cit. de Carrière, p. 22).
5. Helm (cit. de Depaul, p. 118).
6. Helm (cit. de Depaul, p. 118); Naegelé fils (cit. de Schuré, p. 383).
7. Stoltz (p. 214); Carrière (p. 41); Michaëlides (p. 17); Velpeau (p. 198 du t. I); Moreau (p. 514, t. I).
8. L. de Kergaradec (p. 10 et p. 13 et suiv.); Ulsamer (cit. de Carrière, p. 42).
9. Ritgen (cit. de Carrière. p. 42).
10. Hope (opér. cit. p. 131).

Le bruit de souffle a reçu son nom de sa ressemblance avec le bruit plus ou moins fort de souffle ou de soufflet qu'on observe dans certaines maladies du cœur ou des gros vaisseaux.

C'est M. Lejumeau de Kergaradec qui a constaté le premier cette ressemblance.

Ce phénomène est légèrement ondulant [1], et imite parfois un bruissement saccadé plus ou moins prolongé [2], se reproduisant à des intervalles réguliers [3] et s'accompagnant d'une pulsation simple [4], mais non d'impulsion ou de choc [5]. Le bruit de souffle commence faiblement, se renfle et s'affaiblit, ou bien il présente d'abord sa plus grande intensité et s'affaiblit ensuite graduellement.

Son intensité n'est pas toujours la même. A peine s'il est quelquefois entendu, au point qu'il faut, pour le saisir, une exploration longue et très-attentive faite au milieu du calme le plus profond. D'autres fois, au contraire, il frappe si fortement l'oreille qu'on le saisit avec la plus grande facilité.

La force du bruit de souffle va du reste croissant, en général, jusqu'au septième mois de la grossesse. A dater de cette époque il se maintient assez dans son *statu quo*.

Son étendue est variable suivant les individus. M. Lejumeau de Kergadarec, qui avait entendu d'abord le bruit de souffle dans un espace très-limité (p. 10), n'a pas tardé à reconnaître qu'il pouvait être entendu dans des points très-éloignés du lieu de sa production. Laënnec (t. III, p. 522); M. Paul Dubois (p. 452); M. Cazeaux (p. 108), l'ont perçu plus tard dans toute l'étendue de l'utérus.

---

1. Depaul (p. 169).

2. Carrière (p. 43); Jacquemier (t. I, p. 197); Stoltz (p. 214).

3. Depaul (p. 169); Lejumeau de Kergaradec (p. 10); Carrière (p. 43).

4. Dubois (p. 458); Lau (cit. de Depaul, p. 12); Newman-Sherwood (cit. de Depaul, p. 67); Ulsamer (cit. de Depaul. p. 11); Lejumeau de Kergaradec (p. 10).

5. Depaul (p. 169); Dubois (p. 458); Laënnec (t. III, p. 522); Stoltz (p. 214); Monod (p. 256); Cazeaux (p. 107); Carrière (p. 43).

Isochrone au pouls de la mère [1] qui vient lui-même après le premier bruit cardiaque, le souffle suit toutes les modifications de la circulation maternelle [2] et devient quelquefois sonore [3], sibilant [4], plaintif [5] ou roucoulant [6]. Un bruit de souffle n'est séparé du souffle suivant que par un silence plus ou moins court [7], qui même n'existe pas toujours [8].

Ce bruit peut disparaître quelquefois plus ou moins de temps [9].

Il peut manquer complétement [10]. Cependant son absence serait dans la deuxième moitié de la grossesse une exception.

Le bruit de souffle s'affaiblit ordinairement durant la contraction de l'utérus ; quelquefois même on le voit disparaître [11].

Remarques. Il n'y a pas que la grossesse dans laquelle un bruit de souffle puisse se produire. Il s'en forme parfois un également par le fait de diverses tumeurs qui se développent, soit dans le

1. Laënnec (t. III, p. 521); Cazeaux (p. 107); Jacquemier (t. I, p. 196); Michaëlides (p. 10); Barth et Roger (p. 566); Depaul (p. 171); Paul Dubois (p. 458); Naegelé (cit. de Schuré, p. 382); Newman-Sherwood (cit. de Depaul, p. 67); Hope (opér. cit. p. 131); Lau (cit. de Depaul, p. 12); Lejumeau de Kergaradec (p. 10); Bouillaud (*Mal. du cœur*, t. I, p. 244); Stoltz (p. 214); Moreau (p. 514, t. I); Chailly-Honoré (p. 79); Dugès (p. 298); Carrière (p. 43) Velpeau (t. I, p. 198).

2. Depaul (p. 171); Barth et Roger (p. 566); Lau (cit. de Depaul, p. 13); Ritgen (cit. de Depaul p. 17); Carrière (p. 43).

3. Depaul (p. 170); Jacquemier (t. I, p. 197); Newman-Sherwood (cit. de Depaul, p. 67); Barth et Roger (p. 567); Monod (p. 256).

4. Depaul (p. 170); Jacquemier (t. I, p. 197); Newman-Shervood : (cit. de Depaul, p. 67); Laënnec (t. III. p. 522); Barth et Roger (p. 567); Monod (p. 256); Stoltz (p. 214); Carrière (p. 44).

5. Depaul (p. 170).

6. Carrière (p. 44); Depaul (p. 170).

7. Depaul (p. 169); Jacquemier (t. I, p. 197).

8. Depaul (p. 169); Monod (p. 256).

9. Jacquemier (t. I, p. 197); Barth et Roger (p. 568); Ulsamer (cit. de Depaul, p. 11).

10. Il a manqué vingt fois sur six cents femmes, observées par Naegelé fils (cit. de Schuré, p. 389) et trois fois sur cinquante-neuf femmes auscultées par M. Carrière. Il faut dire cependant que si, dans un de ces trois cas, M. Carrière n'avait pas trouvé le bruit de soufflet, bien qu'il eût exploré les femmes une fois avant le travail, dans les deux autres cas le travail était trop avancé, à son arrivée, pour qu'il pût le percevoir convenablement (p. 50).

11. Cazeaux (p. 108); Jacquemier (t. I, p. 197); Paul Dubois (p. 464 du t. XXVII); Depaul (p. 184).

bassin, soit dans la cavité abdominale, comme nous le verrons plus loin.

Dans ces cas là, ou bien le bruit de souffle ne diffère en rien de celui qu'on observe dans la grossesse, ou bien il s'en distingue par une impulsion qui l'accompagne et dont l'observateur a parfaitement conscience.

Nous reviendrons sur ces faits quand nous traiterons du diagnostic de la grossesse simple; et nous ferons remarquer alors que les bruits du cœur du fœtus sont le seul signe sur lequel on puisse s'appuyer pour dire avec certitude que la grossesse existe.

A quelle époque le bruit de souffle commence-t-il à se faire entendre?

Hohl (cit. de Depaul, p. 63) et Monod (p. 255) ne veulent pas admettre qu'il soit entendu avant le quatrième mois de la grossesse, Haus (cit. de Depaul, p. 15) avant le sixième, et Carus (cit. de Depaul, p. 21) avant le septième.

Quelques auteurs le font coïncider avec la deuxième moitié de la grossesse [1], tandis que d'autres le font déjà remonter au quatrième mois [2].

M. De Lens dit l'avoir reconnu chez une dame que tout portait à croire grosse de trois mois tout au plus.

MM. Kennedy (cit. de M. Jacquemier, t. I, p. 197), Carrière (p. 46 et suiv.), etc., prétendent l'avoir entendu après la douzième, la onzième ou même la dixième semaine.

M. Depaul rapporte des observations qui tendent à démontrer qu'il a perçu le souffle à trois mois vingt-quatre jours, à deux mois et demi, et même à deux mois douze jours (p. 174 à 176).

---

1. Dubois (p. 465); Velpeau (t. I, p. 199);
2. Jacquemier (p. 196 du t. 1); H. F. Naegelé (cit. de Schuré, p. 382); Michaëlides (p. 10); Barth et Roger (p. 568).

Conclusions. Il résulte de ce qui précède, ou bien que le souffle de la grossesse se produit à des époques plus ou moins éloignées de la fécondation, ce que nous croyons très-volontiers, ou bien que tous les auteurs que nous avons cités n'ont pas une égale habitude de l'auscultation, ce que nous croyons encore.

Règle générale. Le bruit de souffle est perçu du quatrième au cinquième mois. Chez quelques femmes, il nous a été donné de le saisir avant le quatrième mois ; chez d'autres, nous n'avons pu l'entendre qu'après cent cinquante et cent soixante jours.

Les faits rapportés par M. Depaul sont exceptionnels sans doute, mais nous les admettons, connaissant la haute intelligence et le talent d'observation de leur auteur.

De quel côté le bruit de souffle est-il le plus ordinairement entendu?

On ne saurait le dire; les uns ont désigné le côté droit et les autres le côté gauche. Le plus grand nombre cependant désignent ce dernier.

Ainsi, M. Naegelé fils a noté le souffle, sur six cents femmes, deux cent trente-huit fois à gauche et cent quarante et une fois à droite (cit. de Schuré, p. 389). Sur quatre-vingts femmes, M. Jacquemier l'a rencontré trente-quatre fois à gauche et vingt-deux à droite (t. I, p. 197). Laënnec a répondu à cette question en disant : Que le bruit de souffle se faisait entendre le plus souvent dans le côté opposé à celui où l'on entend le cœur du fœtus. Toutefois, cet auteur déclare avoir entendu très-fréquemment les deux bruits du même côté (t. III, p. 523). Michaëlides (p. 25) et MM. Barth et Roger (p. 568) se sont exprimés à peu près de la même manière.

M. Depaul a pensé que cette question était plutôt curieuse à étudier qu'elle n'était utile par les résultats pratiques qu'elle peut fournir.

Le bruit de souffle change-t-il de place?

Tandis que les uns ont répondu négativement [1], les autres ont répondu par l'affirmative [2].

Sur une femme qui ne comptait plus, nous avons entendu le maximum d'intensité du souffle tantôt au niveau de l'ombilic, tantôt dans le flanc gauche. Ce phénomène se déplaçait brusquement d'un instant à l'autre, et par moments il cessait même d'être entendu.

M. Paul Dubois a cité une observation semblable dans laquelle le souffle, entendu d'abord par lui sur la paroi latérale gauche de l'abdomen, fut immédiatement après entendu par M. Cruveilhier à droite et en bas. Quelques instants après, le souffle reparut à sa première place. (*Archives*, t. XXVII, p. 459.)

Indépendamment de ces changements de place du bruit de souffle sur la même personne, ce phénomène n'a point de siége exclusif.

On le trouve, en effet, tantôt sur un point de l'utérus et tantôt sur un autre. Mais il est rare vers les lombes, plus fréquent, bien que rare encore, vers le fond de l'utérus, et enfin extrêmement fréquent vers les aines. C'est là aussi qu'il a le plus souvent son maximum d'intensité.

Le bruit de souffle peut-il servir à apprécier l'âge et les degrés de force et de faiblesse du fœtus?

C'est en vain qu'on a voulu trouver, dans certains caractères du bruit de souffle, tels que la force, la faiblesse, la sibilance, des signes capables de faire résoudre, dans un sens affirmatif, ces différentes questions. Les faits ne donnent point raison aux

1. Laënnec (t. III, p. 522); Stoltz (p. 216).
2. P. Dubois (p. 459); Bouillaud (*Mal. du cœur*, t. I, p. 246); Cazeaux (p. 108); Barth et Roger (p. 568).

diverses interprétations qu'on a faites, dans ces diverses conditions, de ce phénomène sonore.

En effet, il n'existe point de rapport entre tels caractères particuliers du bruit de souffle et l'âge du fœtus[1], ou son degré de force ou de faiblesse.

Partant, le souffle n'apprend rien sur l'âge, les degrés de maturité et de développement du produit de la conception.

Apprend-il quelque chose sur le nombre des produits?

Dans le seul cas où M. Monod a ausculté une femme grosse de deux enfants, le bruit placentaire se faisait entendre dans une grande étendue de la paroi antérieure de l'abdomen, son intensité était *extrême* et l'espace dans lequel il se produisait était manifestement plus étendu que d'ordinaire (*Opér. cit.* p. 277).

Quel est le nombre des bruits de souffle?

Les bruits de souffle se renouvellent, ainsi que nous venons de le voir, autant de fois que les battements du cœur de la mère.

Cette question se trouve donc implicitement traitée et résolue dans celle qui est relative à la description du bruit de souffle.

Quel est le siége du bruit de souffle?

Les auteurs diffèrent beaucoup d'opinion sur cette question dont la solution importe heureusement assez peu à la pratique.

Ainsi, tandis que l'utérus a été considéré par quelques accoucheurs comme siége exclusif du bruit de souffle[2], d'autres ont placé ce siége dans les vaisseaux du placenta[3].

---

1. Depaul (p. 229).

2. Fodèra (p. 115); Kilian (cit. de Depaul. p. 61); Depaul (p. 168 et 236); Helm (cit. de Depaul p. 118); Carrière, p. 54); Hoefft (cit. de Depaul. p. 99); Michaëlides (p. 13); Naegelé fils (cit. de Schuré, p. 383); Newman-Sherwood (cit. de Carrière, p. 23); Ritgen (cit. de Depaul. p. 18); Ulsamer (cit. de Carrière p. 11); P- Dubois (p. 462 et 466).

3. Laënnec (t. III p. 524); Lau (cit. de Carrière, p. 11); Monod (p. 286); Hohl (cit. de MM. Barth et Roger, p. 572).

Et, comme si quelques-uns avaient voulu concilier ces deux opinions exclusives, ils ont fait résider le bruit de souffle à la fois dans l'utérus et dans le placenta[1].

Mais là ne se sont pas bornées les divergences d'opinions, car il s'est rencontré des auteurs qui ont considéré l'utérus et le placenta, isolés ou réunis, comme entièrement étrangers au souffle de la grossesse, tandis qu'ils ont cru pouvoir en déterminer le siége, qui dans l'artère aorte et dans ses divisions[2], qui dans les vaisseaux du bassin et exceptionnellement dans les parois de l'utérus[3].

Passons successivement en revue toutes ces opinions.

M. Lejumeau de Kergaradec ne fixe point le siége du bruit de souffle, il se borne à dire que les pulsations simples ont quelque rapport avec le point d'insertion du placenta dans la matrice (p. 11).

Laënnec admet également que les pulsations avec souffle partent de la région où est implanté le placenta et qu'elles sont liées à son action (t. III, p. 525).

Ce qui confirme dans cette assertion l'auteur de l'auscultation médiate, ce sont les quelques observations du docteur Ollivry, qui s'était assuré en introduisant la main dans la matrice, immédiatement après la sortie de l'enfant, que le point où il avait entendu les pulsations avec souffle, avant l'accouchement, correspondait exactement à celui où le placenta était implanté (cit. de Laënnec, t. III, p. 524).

De Lens, invoquant le fait d'une observation semblable recueillie par M. Cazenave, fait remarquer à son tour que le bruit de souffle avait lieu, dans cette observation, sur le point

1. Kennedy (cit. de Velpeau, p. 133 de l'éd. de Bruxelles).
2. Bouillaud (t. I. p. 246); Haus (cit. de Velpeau, p. 133, de l'éd. de Bruxelles).
3. Cazeaux (p. 110 et 111); Jacquemier (t. I, p. 196).

où le placenta se trouvait inséré (Mémoire de Lejumeau de Kergaradec, p. 43).

Ollivry, Laënnec et De Lens ne sont pas les seuls, comme nous le verrons dans le cours de cet article, qui aient admis qu'il existât un rapport entre le point de départ du bruit de souffle et le point d'insertion du placenta.

Pénétrons plus avant dans la question, et voyons quel est le siége que les divers auteurs ont assigné au bruit de souffle.

1° *Souffle dit placentaire.*

Après avoir avancé, comme ses prédécesseurs, que ce phénomène est lié à la circulation placentaire, M. Monod ne se prononce point sur son véritable siége : on ne pourra le dire, selon lui, que lorsque la circulation du placenta sera bien connue (p. 263 et 266).

Laënnec aborde le premier la question. Ce qui lui semble le plus probable, c'est que le bruit soit donné par la branche artérielle qui sert principalement à la nutrition du placenta (t. III, p. 524).

Mais il ne paraît pas que cette artère existe. Jusqu'à présent, du moins, on ne l'a pas décrite. Bien plus, elle est niée par les auteurs (Bouillaud, *Mal. du cœur*, t. I, p. 246. — Depaul, p. 190).

Hohl fait dépendre le souffle du passage du sang artériel dans la portion maternelle du placenta (citation de Depaul, p. 190).

Mais il n'est pas plus heureux que Laënnec dans sa supposition, puisque rien n'est moins démontré que l'existence du placenta maternel. Ajoutons les objections suivantes à celles qui précèdent : Le bruit de souffle ne saurait se produire dans le placenta, car il est isochrone à la circulation maternelle et non pas à celle du fœtus ;

Car on a pu l'entendre, peu d'instants avant le travail de l'enfantement, sur des femmes qui ont mis au monde des enfants putréfiés [1] chez lesquels la circulation placentaire n'existait certainement plus;

Car on a pu l'entendre encore dans quelques cas, après la délivrance [2];

Car il s'est produit, enfin, sans qu'il y ait grossesse.

Aurait-il son siége dans les parois de l'utérus?

2° *Souffle dit utérin.*

M. Dubois suppose l'existence de larges communications anastomotiques entre les artères et les veines, surtout dans les points correspondants à l'insertion du placenta.

Partant de cette supposition, dans laquelle la circulation utérine est assimilée à celle qui constitue la varice anévrismale, M. Dubois attribue le bruit de souffle au passage direct du sang artériel dans le système veineux et au mélange de colonnes liquides qui, au moment même de leur rencontre, n'ont dans leur marche ni la même rapidité ni la même direction (p. 466 du t. XXVII).

Mais de pareilles communications existent-elles? MM. Jacquemier (t. I, p. 199); Velpeau (p. 133 de l'édition de Bruxelles); Cazeaux (p. 111) ne le croient pas.

Bien que les expressions dont se servent MM. Corrigan, Carrière et Depaul ne soient pas absolument les mêmes, la pensée de ces auteurs diffère au fond très-peu, si même elle diffère, de celle de M. Paul Dubois.

En effet, M. Corrigan explique le souffle par le passage du

1. Lejumeau de Kergaradec (p. 13); Jacquemier (cit. de MM. Barth et Roger, p. 574); P. Dubois (p. 464).
2. Velpeau (t. I, p. 201); Stoltz (p. 216); Cazeaux (p. 108).

sang d'espaces plus étroits dans des espaces de plus en plus larges (cit. de Jacquemier, t. I, p. 199).

M. Carrière l'attribue au passage du sang artériel dans les sinus utérins (p. 54). Et M. Depaul le fait dépendre à la fois du passage du sang des artères utérines modérément dilatées dans les sinus proportionnellement beaucoup plus distendus (*Thèse inaugurale*, p. 21. Paris, 1839) et des modifications que font subir au système artériel utérin les mouvements actifs de l'enfant. C'est dans ces deux conditions qu'on trouve, selon M. Depaul, l'explication la plus satisfaisante de la production du souffle, de ses irrégularités, de ses intermittences, de ses changements de place, etc. (*Aus. obs.*, p. 237.)

A côté de ces explications se place naturellement celle de M. de Laharpe. Cet auteur a cru devoir attribuer le bruit de souffle à la multiplicité des vaisseaux réunis sur les mêmes points; multiplicité qui, centuplant peut-être les courants, centuple aussi les bruits et rend perceptibles, par cette multiplication, des sons qui, pris isolément, sont imperceptibles pour notre oreille. (Cit. de Jacquemier, t. I, p. 200.)

Tout en rejetant la théorie de M. Dubois, M. Cazeaux admet, pour quelques circonstances, l'explication de M. de Laharpe (p. 111), sauf à lui préférer, dans le plus grand nombre des cas, ainsi que nous le verrons plus loin, celle de M. Haus.

On peut faire les objections suivantes à cette théorie : Si c'est bien exclusivement dans les parois de l'utérus que se produit le bruit de souffle, comment se fait-il que M. Bouillaud l'ait déplacé en faisant coucher une de ses malades tantôt sur un côté et tantôt sur un autre (*Traité clin. des mal. du cœur*, t. I, p. 246); que MM. Jacquemier (t. I, p. 198) et Cazeaux (p. 109) l'aient vu quelquefois disparaître en faisant prendre à des femmes enceintes une position telle que l'utérus dût reposer tout entier sur les parois de l'abdomen?

Si encore l'utérus est le siége exclusif du bruit de souffle, comment se rendre compte de sa production, dans les cas où il coïncide avec la présence de certaines tumeurs auxquelles ne participent même point les parois utérines?

En présence de ces objections, on se trouve amené presque forcément, pour parler le langage de M. Velpeau, à rechercher le bruit de souffle dans les vaisseaux du bassin.

3° *Souffle dit abdominal ou des grosses artères.*

« Au lieu de chercher le siége du bruit de soufflet dans la circulation utérine, M. Haus [1] le place dans l'aorte ou les artères iliaques. » (Velpeau, édit. de Bruxelles, p. 133.)

M. Bouillaud assigne aussi pour siége, au moins très-probable, au bruit de souffle, les gros troncs artériels sur lesquels pèsent en quelque sorte l'utérus et le produit de la conception, de telle sorte que le bruit de soufflet s'opérerait ici à l'instar de celui qui a lieu quand on comprime une grosse artère extérieure, telle que la crurale, par exemple. (*Opér. cit.*, t. I, p. 246.)

Après avoir dit qu'il a toujours enseigné la théorie du siége du bruit de souffle dans l'utérus (p. 515), M. Moreau se hâte d'ajouter que cette explication ne le satisfait pas entièrement. « Il nous paraît plus naturel, dit-il, d'attribuer ce bruit à la compression que l'aorte ou ses principales divisions éprouvent de la part de l'utérus distendu et de la gêne qui en résulte pour la circulation.

« Cette explication plus générale serait applicable à tous les cas où le phénomène est produit. » (P. 516.)

M. Cazeaux ne met pas en doute que, dans le plus grand nombre des cas, la compression des vaisseaux extra-utérins ne rende parfaitement compte du bruit de souffle. (P. 110.)

Laënnec avait fait par anticipation, après M. Lejumeau de Kergaradec, les objections suivantes à cette théorie :

1. *Die auscultation in Bezug auf Schwangerschaft.* Wurzburg, 1823, trad. n Français, par Courtois, 1833.

Si l'artère hypogastrique ou l'iliaque primitive était le siége du bruit de souffle, il existerait des deux côtés de l'utérus à la fois, ou tantôt d'un côté, tantôt de l'autre, chez le même individu ; on pourrait même le déterminer d'un côté ou de l'autre, en variant la position du sujet, et amenant la pression, tantôt sur l'artère du côté gauche, tantôt sur celle du côté droit. (T. III, p. 524.)

M. Bouillaud a répondu à ces objections par le fait que nous avons cité et par le raisonnement que voici : Il est possible que les artères hypogastriques et iliaques externes ne soient pas également comprimées à droite et à gauche, et que, par conséquent, celles d'un côté donnent le bruit, tandis que les autres ne le donnent point.

Il est des cas où on entend le bruit de souffle des deux côtés de l'utérus à la fois. (T. I, p. 246.)

MM. Barth et Roger déclarent que la théorie adoptée par M. Bouillaud n'est pas à l'abri des objections, mais ils disent à ceux qui se prévaudraient contre elle de la rareté du bruit de souffle dans les cas de tumeurs de l'hypogastre, qu'il n'y a point parité entre ces tumeurs le plus souvent inégales et bosselées et la matrice qui, régulièrement développée par les eaux de l'amnios, constitue un corps plein et arrondi, capable d'exercer une compression plus sûre et plus égale, que d'ailleurs les déplacements du fœtus dans la cavité utérine pourraient encore être une cause des variations que l'on observe dans le souffle, en changeant les conditions de pression sur telle ou telle artère du bassin. (*Opér. cit.* p. 577.)

M. Velpeau défend à son tour la théorie dont nous nous occupons. Selon lui, « le volume de la matrice permettrait de concevoir comment le bruit de souffle ne se laisse entendre qu'à partir du quatrième mois, sans rendre son existence impossible dans le cours du troisième.

« Comme plus tard il est possible qu'en appuyant avec le stéthoscope sur l'abdomen on oblige l'utèrus à presser davantage, soit sur les artères iliaques, soit même sur l'aorte, et que, de toute manière, la pression des organes circonvoisins augmente de plus en plus, on comprendrait que le souffle doive être d'autant plus fort que la grossesse est plus avancée.

« On s'expliquerait aussi son existence sur deux points différents par la pression soit des deux iliaques, soit des iliaques et de l'aorte.

« Il en serait de même quand il persiste après l'accouchement ou la mort du fœtus et quand il coïncide avec un développement pathologique de l'utérus. »

Nonobstant cela, M. Velpeau n'est pas entièrement satisfait de cette théorie, et, en considérant certains caractères du souffle, tels que sa proximité de l'oreille, son étendue plus ou moins considérable, il se prend à rejeter, pour ainsi dire malgré lui, la théorie de M. Haus, et il termine en disant : « Un moyen de concilier tant d'opinions diverses, d'embrasser tous les faits, de faire disparaître la plupart des difficultés, serait d'admettre que le bruit de souffle a son siége tantôt dans les canaux vasculaires du bassin, tantôt dans ceux qui parcourent les parois mêmes de l'utérus. » (P. 134 de l'éd. de Bruxelles.)

Conclusions. Voilà bien des opinions en présence. Il en est presque toujours ainsi quand il s'agit de théories.

Personne n'explique donc le bruit de souffle de la même manière. L'incertitude est dans tous les esprits, la vérité n'est nulle part peut-être.

Comment en serait-il autrement, lorsqu'on ne peut pas dire, à coup sûr, si c'est le placenta, si c'est l'utérus, ou si ce sont les artères du bassin qui sont le véritable siége du bruit de souffle?

M. Monod s'abstient, et il attend, pour se prononcer, que l'anatomie du placenta soit parfaitement connuè.

Malgré cet aveu, Laënnec invoque une artère principale qui n'est pas démontrée; Hohl suppose un placenta maternel dont rien ne prouve l'existence, et M. Dubois suppose entre les artères et les veines de l'utérus de larges communications anastomotiques qui sont encore contestées.

Chacun de ces auteurs fait donc une hypothèse pour soutenir une hypothèse.

Ce n'est pas tout. Ici c'est le fœtus qui presse lui-même sur les artères utérines; là ces artères sont comprimées par les parties molles ou dures de la mère ; ailleurs c'est la multiplicité des courants ou le passage du sang d'espaces plus étroits dans des espaces de plus en plus larges qui produit le souffle ; ailleurs encore c'est la compression des artères extra-utérines qui devient la cause de ce phénomène sonore.

Ainsi le désaccord existe entre les auteurs, et ces auteurs eux-mêmes flottent souvent d'une opinion à l'autre. Une théorie les séduit, mais une autre les séduit encore davantage.

M. Moreau abandonne sans regret une explication qu'il a toujours considérée, jusque-là, comme fondée, pour donner son assentiment à l'explication adoptée par M. Bouillaud.

M. Velpeau caresse l'opinion de ce dernier auteur; il voudrait s'y rattacher d'une manière exclusive, mais celle de M. Dubois l'attire peut-être avec autant de force. Dans son indécision et dans son embarras, il ferait volontiers résider le souffle tantôt dans l'utérus et tantôt hors de cet organe.

Quel parti prendre au milieu de toutes ces tergiversations ? En vérité nous éprouverions quelque embarras à nous prononcer, si nous le faisions autrement que sous forme dubitative. Cette réserve faite, nous avouons franchement que, de toutes les théories que l'on a proposées, celle qui nous a toujours le plus séduit est celle qu'a défendue M. Bouillaud.

Tout s'explique naturellement avec cette théorie :

1° Le souffle se produit plus tôt ou plus tard, suivant que l'utérus arrive plus ou moins rapidement au contact des vaisseaux du bassin ;

2° Il existe sans soulèvement appréciable de la matrice, parce que cet organe ne saurait être soulevé, dans sa totalité, par le mouvement des artères ;

3° Il est plus fort ou plus faible, suivant les conditions particulières de conductibilité que présentent l'utérus, les eaux de l'amnios, le produit de la conception, le tube digestif et les parois abdominales de la mère ;

4° Et suivant le degré de compression des artères, les modifications que le sang à subies dans sa composition et dans sa quantité ;

5° Il est susceptible de se déplacer, parce que le fœtus qui doit être son meilleur conducteur se déplace lui-même, soit spontanément, soit sous l'influence de la pression produite par le stéthoscope ou par la tête de l'explorateur ;

6° Il s'étend de bas en haut, à mesure que la grossesse avance, parce qu'il est transmis par l'utérus qui s'élève tous les jours davantage dans le bassin ;

7° Il disparaît quelquefois entièrement durant les contractions utérines, parce que toute circulation est diminuée considérablement, ou suspendue peut-être momentanément, dans les artères soumises à la compression ;

8° Si l'on a pu l'entendre quelquefois après l'accouchement, et même après l'expulsion du placenta, c'est que l'utérus ne revient pas immédiatement sur lui-même et qu'il conserve encore pendant quelques jours un certain volume ;

9° S'il a pu se produire dans quelques cas de tumeurs abdominales, c'est que ces tumeurs ont pu comprimer les artères du bassin à l'égal de l'utérus distendu par le produit de la conception ;

10° Si on a pu l'entendre lorsque le fœtus avait cessé d'exister, ou lorsque la circulation avait cessé de se faire dans le placenta, c'est que le placenta, c'est que le fœtus laissent passer et propagent le souffle, dans ces nouvelles conditions, comme si rien n'était changé dans la circulation de l'œuf ou du produit ;

11° Si le souffle a présenté plus d'étendue, plus d'intensité, dans quelques cas de grossesse multiple, c'est que les conditions de conductibilité étaient meilleures qu'elles ne le sont ordinairement dans la grossesse simple ;

12° Si le souffle a cessé après la section du cordon, c'est parce que l'utérus a beaucoup perdu de son volume et de sa tension après l'expulsion du fœtus ;

13° Enfin, si le souffle de la grossesse ressemble parfois si fort à celui qui se produit dans les grosses artères soumises à la compression, cela tient à ce qu'ils ont l'un et l'autre la même origine et la même cause de production.

Quelle est la valeur du bruit de souffle relativement au diagnostic de la grossesse?

Pour certains auteurs, comme MM. P. Dubois (p. 463), Carrière (p. 60), Monod (p. 278), le bruit de souffle serait un signe certain de la grossesse.

Pour d'autres accoucheurs, au contraire, tels que M. Meisner en Allemagne (cit. de Velpeau, p. 132 de l'éd. de Bruxelles), M. Cazeaux (p. 112) en France, la valeur de ce bruit serait à peu près nulle ou d'une faible importance pratique.

Ces deux opinions extrêmes sont aussi éloignées l'une que l'autre de la vérité.

MM. Stoltz (p. 218) et Velpeau (t. I, p. 204) nous paraissent être dans la bonne voie quand ils considèrent le bruit de souffle comme un signe d'une haute importance.

M. H. F. Naegelé le trouve d'autant plus précieux qu'on l'observe fréquemment à une époque peu avancée de la grossesse (cit. de Schuré, p. 387).

On peut dire, avec M. Depaul (p. 237), que le bruit de souffle, pris isolément, n'a pas beaucoup plus de valeur que les autres signes rationels, mais que, joint à quelques-uns d'entre eux, il leur donne de l'importance en même temps qu'il en acquiert lui-même une très-grande.

On peut entendre des bruits de souffle en dehors de la grossesse, comme nous l'avons déjà vu.

Mais la production de ce bruit, dans telle ou telle maladie, est si rare que l'on peut dire, sans crainte d'être démenti, que l'existence d'un bruit de souffle établit en faveur de la grossesse une grande probabilité. Nous sommes obligé de nous exprimer avec cette réserve, parce qu'il nous est démontré que le bruit de souffle peut coïncider avec tout autre état que celui de la grossesse[1].

3° BRUITS DU CŒUR DU FŒTUS.

SYNONYMIE. *Doubles battements du cœur de l'enfant*[2]. *Doubles pulsations*[3]. *Battements du cœur*[4]. *Pulsations fœtales*[5] *et Pulsations doubles*[6]. *Pulsations redoublées*[7]. *Bruit cardiaque*[8]. *Pulsations dicrotes*[9]. *Pouls fœtal*[10]. *Double bruit du cœur du fœtus*[11], etc.

Lorsqu'on applique l'oreille sur la poitrine d'un enfant qui vient de naître, on perçoit distinctement l'impulsion de son cœur sur la paroi de la poitrine et deux bruits successifs. De là, deux sortes de phénomènes : 1° *Le battement cardiaque.* 2° *Les bruits du cœur.*

---

1. MM. Bouillaud (*Traité des malad. du cœur*, t. I, p. 235 et 248); Velpeau (*Traité complet de l'art des accouc.*, édit. de Bruxelles de 1835, p. 133); Stoltz (p. 218); Depaul (p. 209 et suiv.), etc., en citent des exemples que nous rapporterons un peu plus loin.

2. Mayor (cit. de Depaul, p. 240); Depaul (p. 240 et 374).

3. Newman-Sherwood ; (cit. de Carrière, p. 22).

4. Chailly-Honoré (p. 82); Monod; (p. 266).

5. L. de Kergaradec (p. 9 et 10); Laënnec (t. III, p. 521); Carrière (p. 64); de Lens (p. 39).

6. L. de Kergaradec (p. 9 et 10); Laënnec (t. III, p. 519); de Lens (p. 41).

7. Stoltz (p. 211).

8. Velpeau (p. 204); Chailly-Honoré (p. 82).

9. Stoltz (p. 212).

10. Helm (cit. de Depaul, p. 116); Adelmann (cit. de Depaul, p. 120).

11. Hope (p. 127).

1° *Battement du cœur*. Il y a deux bruits pour chaque battement. Chez l'enfant qui vient de naître, comme chez l'adulte, ce battement coïncide avec la systole ventriculaire.

Jusqu'à preuve du contraire, nous ne pouvons pas admettre que les choses se passent autrement chez le fœtus renfermé dans le sein de sa mère.

Du reste, nous fût-il démontré que la paroi thoracique du fœtus reçût une deuxième impulsion du cœur dans la diastole, nous n'en serions pas moins étonné de l'habitude que presque tous les auteurs ont prise de parler des battements du cœur du fœtus, quand ils devraient parler exclusivement de ses bruits.

Nous nous garderons, autant que possible, de suivre leur exemple, parce que ce langage manque de précision.

Pour qu'on pût admettre deux battements, il faudrait encore une fois démontrer que le cœur du fœtus vient frapper les parois thoraciques dans ses deux mouvements alternatifs de contraction et de dilatation.

2° *Bruits du cœur*. — Parmi les expressions dont on s'est servi pour rendre l'idée du phénomène sonore, que Mayor de Lausanne avait entendu le premier, il n'en est donc pas de meilleure et de plus exacte que celle que nous avons mise en tête de cet article.

Les bruits du cœur du fœtus sont plus fréquents que les bruits du cœur de l'adulte. Cette fréquence est ordinairement double de celle du pouls de la mère. Mais était-ce là une raison suffisante pour les désigner sous les noms de *doubles pulsations* ou de *pulsations redoublées?*

Si l'on se fût contenté d'énoncer les *bruits du cœur* du fœtus, l'on n'aurait pas obscurci les idées par l'obscurité du langage, et l'on aurait dit simplement :

Les bruits du cœur du fœtus consistent dans deux bruits successifs, précipités, séparés l'un de l'autre par un court intervalle de silence.

Un intervalle plus long précède le premier de ces bruits. Ils se reproduisent par paires et toujours avec le même rhythme.

Le premier bruit est plus faible et moins éclatant que le second.

L'intensité des bruits du cœur s'accroît ordinairement avec l'âge du fœtus; elle est variable suivant les individus, suivant l'attitude qu'ils prennent dans la matrice[1], la position de l'utérus, la contraction ou la non contraction de cet organe, la quantité du liquide amniotique, l'épaisseur des parois abdominales de la mère.

L'étendue dans laquelle on peut entendre les bruits cardiaques du fœtus est loin d'être toujours la même. Tantôt ils sont limités à un petit espace, tantôt ils s'étendent à tous les points occupés par le produit de la conception.

Mais il est toujours un point de l'abdomen où ils se font remarquer par une netteté plus grande et par une plus grande intensité. A mesure qu'on s'éloigne de ce point, ils diminuent de force et de pureté, et ils se propagent dans une plus grande étendue sur le trajet des vertèbres du dos que sur celui des vertèbres du col.

Si, dans quelques cas rares, l'intensité des bruits du cœur n'augmente pas du sixième au neuvième mois, il est vrai de dire cependant qu'elle est, en général, d'autant plus faible qu'on est plus près du début de la grossesse.

Ajoutons que les bruits du cœur du fœtus sont trouvés plus forts et plus étendus après l'écoulement du liquide amniotique qu'avant cet écoulement, et qu'ils faiblissent[2], deviennent plus rares et moins réguliers durant les contractions de l'utérus que dans l'intervalle de ces contractions.

---

1. Voyez plus loin le développement de cette idée au chapitre des présentations et des positions.

2. Ritgen (cit. de Depaul, p. 17); Carrière (p. 71).

A quelle époque les bruits du cœur du fœtus commencent-ils à se faire entendre?

Les uns les ont entendus avant la fin du quatrième mois[1], et les autres vers le quatrième[2]; mais le plus grand nombre place leur apparition entre le quatrième et le cinquième[3].

Hatin ne les a jamais perçus avant le milieu de la grossesse. Hohl (cit. de Depaul, p. 63), Stoltz (p. 212), Laënnec (t. III, p. 519), les font apparaître seulement du cinquième au sixième mois, et Carus (cit. de Depaul, p. 21) ne croit pas qu'on puisse les saisir avant le septième.

Helm fait remarquer « que le cœur de l'enfant bat bien avant qu'on puisse saisir ses pulsations, et qu'il faut, pour qu'on les entende, qu'elles soient déjà assez fortes. » (Cit. de Depaul, p. 116.)

Et M. Stoltz invoque encore d'autres raisons qui lui paraissent être, dans la première moitié de la grossesse, les milieux divers (parois abdominales, anses intestinales, parois utérines, eaux de l'amnios relativement plus abondantes qu'à la fin de la grossesse) que les bruits du cœur doivent traverser pour arriver jusqu'à l'oreille de l'observateur, et surtout la position et la mobilité du fœtus. (*Oper. cit.* p. 212.)

Sur quel point les bruits du cœur du fœtus sont-ils le plus fréquemment entendus?

Les points des parois abdominales sur lesquels ces bruits ont été entendus avec leur summum d'intensité sont assez variables.

1. Kennedy (cit. de Hope, p. 128).
2. Michaëlides (p. 34).
3. Dubois (p. 465); Devilliers (cit. de Depaul, p. 128); Cazeaux (p. 99); Chailly (p. 82); Hope (oper. cit. p. 128); Adelmann (cit. de Depaul, p. 121); Velpeau (p. 134 de l'éd. de Bruxelles); Jacquemier (t. I, p. 222); Moreau (p. 517); Bouillaud (t. I, p. 241); Kilian (cit. de Depaul, p. 62); H. F. Naegelé (cit. de Schuré, p. 386).

On les a perçus presque moitié moins souvent à droite qu'à gauche, et deux fois plus souvent aux environs de l'ombilic et à la partie antérieure du ventre que dans le côté gauche[1].

Lorsque, ce qui n'est pas très-rare, on les entend à droite et à gauche, on reconnaît facilement qu'ils sont plus forts d'un côté que de l'autre.

Du reste, ce n'est point dans un espace très-circonscrit, comme nous le verrons bientôt, que les bruits du cœur se font entendre, mais bien dans une étendue au moins égale à celle de la main et avec une force qui décroît du centre à la circonférence.

« A mesure que la tête du fœtus fait du chemin dans l'excavation du bassin, les battements de son cœur se perçoivent plus bas. » (Stoltz, p. 213.)

Les bruits du cœur du fœtus changent-ils de place par rapport à la mère?

Oui, suivant les attitudes du fœtus, dans les premiers temps de la grossesse. (Stoltz, p. 213.)

Mais à mesure qu'on s'éloigne du moment de la conception, on les retrouve plus habituellement au niveau de la partie inférieure gauche de l'abdomen.

Ils deviennent ensuite d'autant plus fixes que la grossesse est plus avancée.

C'est dans les trois derniers mois que le fœtus prend une position qu'il tend désormais à conserver. Ses grands mouvements devenant alors de plus en plus rares, on perçoit sur la même région de l'abdomen le summum d'intensité des bruits du cœur.

---

1. Sur cent quatre-vingt-seize femmes, les bruits du cœur ont étéentendus soixante-deux fois à gauche vers la fosse iliaque; trente et une fois à droite au niveau de la fosse iliaque; cinquante-quatre fois à la région ombilicale; et quarante-neuf fois sur la presque totalité de la moitié antérieure du globe utérin. (Jacquemier, t. I, p. 223.)

Et si, par exception, le fœtus vient à changer de place, on voit changer de place également le summum d'intensité des bruits cardiaques.

Un des exemples les plus frappants, sous ce rapport, est celui que M. Depaul a cité d'une double version spontanée qui se produisit chez une femme grosse de huit mois et demi sans le concours des contractions de l'utérus. L'extrémité pelvienne prit la place de la tête, et celle-ci, à son tour, remplaça la première. (*Ausc. obst.*, p. 318.)

Les bruits du cœur du fœtus sont-ils toujours entendus avec la même force?

Non. Ils sont d'autant plus obscurs et d'autant moins faciles à saisir que les eaux de l'amnios sont plus abondantes et que le fœtus est plus jeune. Ils sont entendus plus distinctement dans certaines positions du fœtus.

La position du fœtus la plus favorable à la perception des bruits de son cœur est celle où le dos regarde en avant, c'est-à-dire est en rapport immédiat avec la paroi antérieure de l'utérus. (Lejumeau de Kergaradec, p. 27. — Paul Dubois, p. 447.— Laënnec, t. III, p. 526. — Depaul, p. 316.)

Si c'était le côté gauche qui fût en avant, les bruits seraient plus forts et plus nets que si c'était le côté droit.

Que si le dos de l'enfant était en arrière, les battements redoublés ne pourraient être entendus, selon M. Stoltz (p. 212), à moins qu'un des côtés du thorax ne se trouvât en rapport avec une portion des parois de l'utérus qui pût être explorée.

Nous ne saurions partager entièrement l'avis de M. Stoltz. On entend alors ces bruits plus difficilement; ils sont un peu plus obscurs, mais ils échappent rarement à l'oreille.

Et dût le fœtus être très-éloigné de la surface de l'utérus par une grande quantité d'eau, par des anses intestinales interposées, dussent des gargouillements intestinaux se produire, ce ne seraient pas là des obstacles toujours insurmontables à l'audition des bruits du cœur du fœtus.

Seulement ces bruits seraient plus faibles.

« Chez le même fœtus et pendant la durée d'une seule exploration, le stéthoscope restant appliqué sur le même point des parois abdominales, il n'est pas rare d'être frappé d'une variation notable dans la force des doubles battements. » (Paul Dubois, p. 448.)

Les bruits du cœur du fœtus sont perçus avec plus de facilité après la rupture des membranes ; il ont alors aussi une intensité plus grande qu'auparavant.

Mais ils s'affaiblissent durant les contractions de l'utérus et paraissent s'éloigner pour reprendre insensiblement leur force à mesure que cessent les douleurs.

Les bruits du cœur peuvent-ils servir à apprécier l'âge, les degrés de force du fœtus et le nombre des produits ?

Nous avons répondu déjà indirectement à la première de ces questions à l'article : *Bruits du cœur du fœtus.*

Nous répondrons plus loin à la troisième, quand nous traiterons du *diagnostic des grossesses multiples.* Il ne nous reste donc qu'à aborder la deuxième question.

En général, et toutes choses égales d'ailleurs, la force des bruits du cœur est en rapport avec le développement du fœtus.

Mais il peut exister tant de causes capables de rendre ces bruits ou plus forts ou plus faibles (quantité variable des eaux de l'amnios, les attitudes diverses du fœtus, les divers degrés d'épaisseur des parois abdominales, etc.,) qu'on s'exposerait à se tromper souvent, si on les prenait trop absolument pour mesure de la force du fœtus.

En effet, M. Paul Dubois a observé assez fréquemment les doubles battements faibles et obscurs, quoique les fœtus fussent complétement développés et pleins de vigueur, et, au contraire, des battements forts et distincts, quoique les fœtus fussent chétifs et assez éloignés du terme de la grossesse. (*Oper. cit.*, p. 448.)

Quel est le nombre des bruits du cœur du fœtus ?

Ritgen en admet au moins 80 par minute, et il ajoute que, dans quelques cas, il est impossible de les compter. (Cit. de Depaul, p. 17.)

Pour MM. Adelmann (cit. de Depaul, p. 120) et H.-F. Naegelé (cit. de Schuré, p. 385), etc., la moyenne de ces bruits est de.   135

Elle est pour M. Churchill (*Gazette hebdomadaire*, t. II, p. 581, n° 31, 3 août 1855), de . . .   136

Pour M. Carrière (p. 65), de   140

M. Jacquemier (t. I, p. 223) a trouvé pour extrêmes les chiffres. . . . .   108 et 160

M. Churchill, les chiffres . . . .   110 et 160

M. Moreau (p. 517, t. I). . . . .   120 et 140

Hoefft (cit. de Carrière, p. 29), MM. Velpeau (édit. de Bruxelles, p. 134), Barth et Roger (p. 584) en ont compté de. . . . .   120 à 150

Laënnec (t. III, p. 521), Lau (cit. de Depaul, p. 12), Depaul (p. 259 et 358), de . . . . . .   120 à 160

Michaëlides (p. 24), Kennedy (cit. de Depaul, p. 54), Chailly-Honoré (p. 82), de . . . .   130 à 140

Stoltz (p. 213), de . . . .   130 à 150

Carus (cit. de Depaul, p. 21), Newman (cit. de Depaul, p. 68), Cazeaux (p. 100), de. . . . . .   130 à 160

Paul Dubois (*Archives*, t. XXVII, p. 448 et 465, et t. XXVIII, p. 21), Kilian (cit. de Depaul, p. 62), de . . . .   140 à 150

Carrière (p. 65), de. . . . .   120 à 180

Ce tableau démontre que la nature ne se renferme pas toujours dans les mêmes limites, et qu'elle sait, au contraire, s'en écarter beaucoup.

De là viennent les différences que nous venons de signaler.

Si les auteurs que nous avons cités se fussent trouvés dans des conditions identiques, ils seraient tombés, sans aucun doute, parfaitement d'accord.

Depuis plusieurs années, nous avons recherché, dans les différents hôpitaux de Paris, toutes les occasions d'ausculter des femmes enceintes, et presque constamment nous avons trouvé le nombre des pulsations fœtales oscillant entre 120 et 150, ou 160.

Le nombre des bruits du cœur est-il variable suivant l'époque de la grossesse?

Il a paru être à M. Bouillaud en raison inverse de l'âge du fœtus. (*Traité clin. des mal. du cœur,* t. I, p. 242.)

Hope a soutenu la même thèse quand il a dit que les doubles battements s'élevaient au moins à 160 au cinquième mois, à 150 au sixième, à 140 au septième, à 120 au neuvième. (*Oper. cit.,* p. 129.)

MM. Depaul (p. 375) et P. Dubois (*Archiv.,* t. XXVII, p. 449) émettent une opinion contraire. Ils affirment, le premier, que la fréquence des doubles battements est à peu près la même aux différentes époques de la grossesse ; le second, que le rhythme des doubles battements lui a paru parfaitement le même.

M. Cazeaux a exprimé la même idée quand il a dit : Le cœur du fœtus, quelle que soit l'époque à laquelle on perçoit ses pulsations, bat toujours avec la même vitesse, sauf quelques variations accidentelles. (P. 101.)

MM. Barth et Roger disent avoir noté, dans quelques cas, les battements à diverses époques et avoir vu des pulsations au nombre de 150, cinq semaines avant le terme de la grossesse, descendre à 138 sept jours avant l'accouchement. (P. 585.)

Lau (cit. de Carrière, p. 11) prétend que la fréquence des bruits du cœur diminue un peu à mesure que le moment de l'accouchement approche.

Existe-t-il des causes capables d'augmenter ou de diminuer le nombre des bruits du cœur du fœtus ?

« Les battements du cœur du fœtus se ralentissent ou s'accélèrent souvent sans qu'il soit possible de pénétrer la cause de ces manifestations. J'ai plusieurs fois remarqué, comme d'autres observateurs, que si, pendant mes explorations, le fœtus se livrait à quelques mouvements violents, les battements s'accéléraient et devenaient très-difficiles à compter. Ils ne sont nullement influencés par les variations du pouls de la mère, quelle qu'en soit la cause. » (Cazeaux, p. 100.)

Les troubles de la circulation maternelle paraissent n'avoir que peu ou point d'effet sur le pouls de l'enfant (Stoltz, p. 214 ; — Jacquemier, t. I, p. 224 ; — Lau, cit. de Carrière, p. 12). Ces troubles n'agissent, suivant M. Depaul, que consécutivement sur la circulation fœtale. (P. 375.)

Ces variations fréquentes dans le rhythme des doubles battements avaient été notées par M. Paul Dubois dans son remarquable rapport. Il avait vu les doubles pulsations s'accroître assez souvent tout à coup, au point de ne pouvoir plus être comptées, ou se ralentir au contraire de la manière la plus évidente.

M. Dubois avait vu, en outre, après ces variations rapides et courtes, la circulation reprendre son activité normale. (*Oper. cit.*, p. 449.)

Après avoir fait observer que M. Lejumeau de Kergaradec avait parlé de ces variations, M. Dubois ajoute : « Nous avons voulu savoir si la circulation fœtale, pendant la grossesse ou le travail, était manifestement influencée par le trouble de la circulation maternelle ou par de fortes impressions morales. Le pouls des femmes que nous avons examinées, après une marche rapide, après le repas, avec la fièvre, offrait une différence de 90 à 120 pulsations. Les doubles battements, dans toutes ces recherches, nous ont paru n'avoir que le degré de force et de vitesse qui est le type de l'état normal. » (*Oper. cit.*, p. 456.)

Quelle est la fréquence absolue des bruits du cœur du fœtus ?

Sur quatre-vingt-onze femmes, dont vingt-six ont été observées par M. Carrière pendant le travail seulement, et soixante-deux dans les trois derniers mois de la grossesse, cet auteur a trouvé toujours les pulsations dans le premier cas et 60 fois dans le second. — Sur les deux femmes où les pulsations ne furent pas saisies, l'une ne fut explorée qu'une fois, l'autre portait un enfant mort. (*Oper. cit.*, p. 68.)

Quel est le siége des bruits du cœur du fœtus ?

Le titre même de cet article nous dispense de répondre à cette question [1].

S'il y a du doute sur le siége du bruit de souffle de la gros-

---

1. Si ce que nous venons de dire est vrai, on ne saurait approuver le langage suivant : « Les bruits du cœur ont un siége variable. » (Barth et Roger. p. 586.) — « Nul doute que les battements ne soient constitués par les bruits du cœur du fœtus. » (Ibid. p. 591.) On ne saurait approuver, disons-nous, ce langage, parce qu'il faut distinguer les points de l'abdomen où se font entendre, dans tel ou tel cas, les bruits du cœur de l'origine de leur production dans le fœtus.

Nous avons fait cette distinction dans le présent article et dans celui où nous nous sommes occupés des changements de place des bruits cardiaques. MM. Barth et Roger n'ont pas dit ce qu'ils voulaient dire quand ils ont écrit « les battements sont constitués par les bruits du cœur du fœtus. » Ce sont les mouvements du cœur qui produisent les battements, et c'est pendant ces mouvements que se produisent les bruits du cœur par un mécanisme, ou, si l'on aime mieux, par une ou plusieurs causes qui nous sont encore inconnues.

sesse, il ne saurait y en avoir pour celui des bruits dont nous nous occupons.

Pourquoi donc les bruits du cœur du fœtus ne sont-ils point perçus depuis que le cœur est formé ?

Parce qu'ils sont encore trop faibles pour parvenir jusqu'à l'oreille, parce que le fœtus est trop éloigné des parois utérines, parce que ces parois elles-mêmes sont trop distantes de celles de l'abdomen dans la première moitié de la grossesse.

Valeur des bruits du cœur du fœtus.

Quand bien même il n'existerait aucun des signes rationels de la grossesse, quand bien même on ne percevrait aucun bruit de souffle, il suffirait qu'on entendît les deux bruits du cœur du fœtus pour qu'on pût affirmer que la grossesse existe.

Au contraire, dût une femme présenter réunis tous les signes rationels de la grossesse, accompagnés d'un bruit de souffle et des bruits attribués aux mouvements actifs du fœtus, on ne pourrait pas dire d'une manière absolue qu'il y a grossesse, si l'on n'avait pas préalablement distingué les bruits du cœur fœtal.

C'est pour avoir accordé, dans quelques cas, trop de confiance au bruit de souffle, qu'on a commis souvent des erreurs graves de diagnostic qui ont tourné parfois au détriment des malades, comme nous le verrons plus loin.

4° Son ombilical.

Synonymie. *Souffle ombilical* (Naegelé fils, cit. de Depaul, p. 385). *Bruit de souffle fœtal* (Depaul, p. 385).

L'observation rigoureuse des faits a conduit M. Kennedy[1] à

1. *Physiological and practical observations on the utero-placental circulation, and the phenomenon of placental soufflet, with its utility in detegting the existence of pregnancy, and the death of the fœtus in utero*, dans : *the Dublin hospital reports and communications in medicine and surgery*, vol. V, p. 231-273; in-8; Dublin, 1830. — *Observat. on obstetric. Auscultation*. Dublin, 1833.

admettre l'existence de battements artériels simples, accompagnés ou non de bruit de souffle chez quelques femmes grosses, et
il a placé le siége de ces battements et de ce souffle dans les
artères du cordon ombilical.

En effet, cet auteur avait pu distinguer sur des points divers
de l'utérus :

1° Les battements ou pour mieux dire les bruits du cœur du
fœtus sans souffle ;

2° Un battement accompagné ou non accompagné de souffle,
isochrone aux pulsations cardiaques.

3° Le souffle *placentaire* isochrone au pouls de la mère.

A quelle cause M. Kennedy devait-il attribuer les pulsations
simples? à quelle cause devait-il rapporter le bruit de souffle
qu'il avait entendu parfois sans pouvoir saisir en même temps les
pulsations et parfois en saisissant du même coup ces pulsations
elles-mêmes?

M. Kennedy avait remarqué que, chez la plupart des femmes
qui faisaient le sujet de ses observations, on pouvait saisir entre les
doigts le cordon ombilical se dessinant sous les parois amincies
de l'utérus et de l'abdomen. Il avait été même assez heureux
non-seulement pour sentir avec les doigts les battements artériels clairs et distincts, mais encore pour les transformer en
bruits de souffle, par le seul fait d'une compression plus ou moins
forte faite avec le stéthoscope.

M. Kennedy devait donc déduire de ce qu'il avait observé la
conclusion suivante : qu'il pouvait se produire et qu'il se produisait en effet, sous l'influence de certaines conditions, des pulsations soufflées ou non soufflées dans les artères du cordon,
comme il s'en produit dans l'aorte, dans les artères carotides, etc., par le fait de certains états pathologiques.

Le même auteur admit, en outre, que le bruit de souffle qu'il
désigna sous le nom de *son ombilical* devait être rapporté à
quelque compression du cordon, et plus directement au rétré-

cissement des artères faisant partie de cette tige vasculaire.

Les conclusions de M. Kennedy n'étaient point forcées, car il avait noté d'une part que les doubles battements devenaient difficiles, peu distincts, et qu'ils se faisaient par saccades chez un fœtus dont il tenait le cordon comprimé, et d'une autre part, il avait cessé de percevoir dans d'autres cas, après l'accouchement, le souffle qu'il avait constaté avant l'expulsion du fœtus. — M. H.-F. Naegelé confirma les idées que M. Kennedy avait émises. Il saisit comme lui un bruit qu'il compara au souffle des carotides et qu'il attribua à des pulsations du cordon ombilical, pulsations simples, isochrones aux pulsations cardiaques du fœtus, mais indépendantes de ces pulsations.

La circonstance que l'on ne perçoit pas de souffle, mais seulement un choc, lorsque le stéthoscope est placé à nu sur le cordon d'un enfant qui vient de naître, semble prouver, ajoutait M. Naegelé, que le souffle est uniquement dû à la compression des artères.

L'auteur admit, en se fondant sur ses observations, que le bruit en question pouvait être la conséquence ou d'un entortillement du cordon autour du cou, ou d'une compression que le dos du fœtus faisait subir à ce cordon en l'appliquant contre les parois utérines.

M. Naegelé crut encore qu'il était nécessaire, pour la production du bruit de souffle fœtal, que les artères s'enroulassent autour de la veine ombilicale. C'est à ce défaut d'enroulement que cet accoucheur distingué attribua l'absence du bruit de souffle dans quelques cas où ce phénomène sonore avait manqué.

A part ces exceptions, M. Naegelé fit une sorte de règle de ce qu'il avait observé le plus communément, car il admit que l'on entendrait le bruit de souffle à la partie inférieure du ventre ou vers la partie supérieure de la matrice, suivant que le fœtus se présenterait par la tête ou par le pelvis.

M. Naegelé admit de plus que le bruit de souffle suivrait né-

cessairement la progression du fœtus dans le petit bassin.
(Voyez pour plus de détails l'analyse de ce travail par M. Schuré
dans les *Archives générales de médecine*, t. V, p. 386 et 387,
année 1839.)

—M. Carrière [1] essaya vainement de produire une pulsation
soufflée en appuyant immédiatement le stéthoscope sur le cordon unissant encore la mère avec l'enfant, il ne perçut jamais
qu'un petit choc. Et il ne fut pas aussi heureux que l'avait
été M. Naegelé pour ce qui a trait au rapport existant entre
la production du souffle et l'enroulement du cordon autour du
cou du fœtus. Loin de là, il n'entendit, dans quelques cas où
l'accouchement démontra cet enroulement, rien qui pût avoir de
l'analogie avec les pulsations fœtales, soit simples soit soufflées.
(P. 89 et suiv.)

Et tandis que l'observation directe mettait ainsi M. Carrière
dans l'impossibilité de penser comme MM. Kennedy et Naegelé,
la même observation le mettait à même d'entendre : 1° Un bruit
de souffle coïncidant avec le premier bruit du cœur du fœtus et
2° des pulsations simples et soufflées se confondant insensiblement avec les doubles pulsations cardiaques, mais coïncidant
rarement avec l'entortillement du cordon autour du cou. (P. 89.)

— D'autres observations étaient donc nécessaires pour éluci-
der la question soulevée par M. Kennedy; elles l'étaient d'autant
plus que M. Paul Dubois d'abord (p. 27 du t. XXVIII), et M. Depaul ensuite (*Thèse inaugurale*, p. 41), n'avaient primitive-
ment rencontré que des bruits de souffle liés à la circulation cardiaque du fœtus.

— Mais des observations nouvelles ont appris depuis à ce
dernier auteur que si le cœur du fœtus pouvait être le siége d'un
bruit de souffle, un bruit semblable pouvait se produire encore
plus souvent dans l'un des points du cordon ombilical.

1. *Thèse de la Faculté de médecine de Strasbourg*, 15 décembre 1838.

En effet, sur onze fois que M. Depaul a rencontré ce phénomène sonore, il siégeait deux fois dans le cœur et neuf fois dans
le cordon. Sur ces neuf fois le cordon fut trouvé entourant cinq
fois le cou, et une fois la partie inférieure de la poitrine. Rien de
semblable n'existait dans les trois autres cas.

Aucun souffle ne fut perçu après l'accouchement sur la région
du cœur de ces neuf enfants. Il était manifeste au contraire dans
la dixième observation et dans la onzième.

Ajoutons que dans plus de vingt cas où M. Depaul avait constaté un, deux ou trois circulaires autour du cou, on n'avait rien
noté pendant la grossesse.

Le bruit de souffle dont nous nous occupons n'est pas le seul
phénomène sonore que M. Depaul ait pu percevoir. Il a saisi
un certain nombre de fois, comme M. Kennedy, des pulsations
simples isochrones aux pulsations fœtales, et dont il place le
siége dans les artères ombilicales.

Conclusions.

1° Il ne paraît pas douteux qu'on puisse percevoir dans la
grossesse des pulsations simples isochrones aux pulsations fœtales, accompagnées ou non d'un bruit de souffle, et dont le
siége est dans les artères ombilicales.

2° Les pulsations se produisent dans ces artères par le fait
de l'ondée sanguine que pousse à chacune de ses contractions
le ventricule gauche.

3° Le souffle est dû sans doute au passage du sang à travers
un rétrécissement que les artères ombilicales subissent de la
part du cylindre ou de la part du fœtus.

4° Le souffle dû à la compression produite dans certains cas
par le cylindre, nous paraît être un fait acquis à la science ex-
périmentalement, malgré les faits négatifs de M. Carrière.

5° Le même phénomène a coïncidé souvent avec l'entortillement du cordon, soit autour du cou, soit autour de tout autre partie du fœtus.

6° Toutefois, il s'est produit aussi dans des circonstances où cet entortillement n'avait pas lieu, et il a fait défaut dans un plus grand nombre de cas où cet entortillement existait.

7° Quel rôle convient-il de faire jouer, dans la production du souffle, à l'entortillement des artères ombilicales autour de la veine ?

8° Quel rôle faut-il encore attribuer à la compression que le cordon éprouve, lorsque le fœtus le tient appliqué contre les parois utérines?

9° Quand on ausculte une femme enceinte, pour rechercher les bruits du cœur du fœtus, il ne faut pas perdre de vue l'existence possible de la pulsation ombilicale.

10° Il faut se rappeler aussi qu'un bruit de souffle indépendant du souffle de la grossesse et de la circulation cardiaque du fœtus peut prendre sa source dans les artères ombilicales.

11° A tous égards, la découverte de M. Kennedy n'est pas sans importance au point de vue du diagnostic différentiel.

12° Mais elle ne saurait conduire à établir d'une manière positive, si ce n'est dans des cas exceptionnels très-rares, les conditions particulières dans lesquelles se trouve le cordon par rapport au fœtus.

5° BRUISSEMENT SOURD.

En recherchant les signes fournis par l'auscultation, M. Stoltz a remarqué chez plusieurs femmes qui portaient des enfants morts, un bruissement sourd et irrégulier, comme un bruit de fermentation, qu'il dit n'avoir confondu ni avec le bourdonnement qu'on entend en appliquant l'oreille sur un corps quelconque, ni avec le gargouillement ou le déplacement des intestins. M. Stoltz a cru pouvoir l'attribuer à la décomposition du fœtus et des eaux de l'amnios. Le phénomène ne serait donc pas constant, car la décomposition n'a pas toujours lieu, surtout au commencement. Le plus souvent on ne trouve dans la matrice que le silence de la mort. (P. 223.)

CHAPITRE III.

1° DIAGNOSTIC DE LA GROSSESSE SIMPLE.

Tout ce qui précède nous rend on ne peut plus facile la solution de cette question.

Nous l'avons déjà dit, le bruit de souffle est un signe de grande importance dans le diagnostic de la grossesse, mais les bruits du cœur du fœtus sont un signe certain de son existence.

La difficulté se trouve donc réduite à reconnaître si ces bruits sont réellement dus à la grossesse.

Pour vaincre cette difficulté, nous nous sommes attaché à tracer avec tout le soin possible les caractères du souffle de la grossesse et des bruits du cœur du fœtus.

Diagnostic différentiel. Il ne nous reste donc plus, pour établir un diagnostic différentiel, qu'à dire les circonstances qui peuvent en imposer pour l'un ou l'autre de ces bruits. Ces circonstances se rattachent :

Du côté de la mère :

1° Aux bruits normaux du cœur;
2° Aux battements normaux de l'aorte et des artères iliaques;
3° Aux différents bruits qui sont susceptibles de se produire
    dans les voies digestives ou dans la cavité de l'utérus;

4° Aux bruits normaux de la respiration ;

5° Aux bruits anormaux du cœur ;

6° Aux bruits anormaux des grosses artères ;

Du côté du fœtus :

7° Au battement ombilical ;

8° Au souffle ombilical ;

9° Au souffle du cœur ;

Du côté de la mère encore :

10° Au souffle dû à des cas pathologiques développés, soit dans le bassin, soit dans la cavité abdominale.

1° Bruits normaux du cœur de la mère.

Les bruits du cœur du fœtus peuvent-ils être confondus avec ceux du cœur de la mère ? oui, dans les cas où les battements du cœur de la mère, accélérés par une cause quelconque, se feraient entendre jusque dans le bas de la région abdominale, comme M. Kennedy paraît l'avoir observé bien des fois. Ce sont des observations semblables qui ont fait dire à M. H. F. Naegelé : qu'une cause d'erreur contre laquelle il fallait se prémunir dans la recherche des battements redoublés, résidait dans la possibilité de confondre avec eux les pulsations maternelles devenues très-fréquentes par une cause accidentelle [1] (cit. de Schuré,

---

1. Nous ne pouvons résister à l'attrait de reproduire ici l'observation suivante, que nous empruntons à M. Paul Dubois.

« Une jeune femme dont les règles s'étaient supprimées depuis cinq mois et demi, dont l'abdomen offrait un développement qui semblait d'accord avec cette première circonstance, dont la portion vaginale du col utérin était molle, élargie et légèrement aplatie, se présenta, au mois de juillet, à la salle de réception de l'hospice de la Maternité ; elle se croyait enceinte et assurait sentir quelques mouvements. Elle fut examinée par Mme la sage-femme en chef, et, bien que le toucher ne permît de reconnaître aucune partie du fœtus, on accorda à sa misère et à son état de souffrance une admission que, dans tout autre cas, l'incertitude de sa grossesse aurait fait ajourner ; cette femme, un mois après, se trouva parmi celles qui vinrent se soumettre à nos

p. 388). A part ces exceptions, il est difficile de confondre les bruits cardiaques du fœtus avec ceux de la mère, car ils sont infiniment plus fréquents.

En effet, le cœur de la mère bat 60, 70, 80 fois par minute ;

Le cœur du fœtus bat 120, 140, 160 fois par minute, c'est-à-dire deux fois pour une.

Les bruits du cœur maternel, qui se propagent quelquefois jusqu'à la partie inférieure du ventre, s'affaiblissent de haut en bas ; les bruits du cœur fœtal s'affaiblissent de bas en haut, au contraire, ou bien d'un côté de l'abdomen à l'autre.

Il n'y a donc point de confusion possible sous ce rapport.

2° *Battements normaux de l'aorte et des artères iliaques.*

Il ne saurait y avoir davantage de confusion entre les battements de l'aorte ou des artères iliaques de la mère et les bruits du cœur du fœtus, car les premiers sont simples, isochrones au pouls de la mère, et les seconds sont doubles, non isochrones au pouls maternel.

explorations. Le stéthoscope, appliqué sur la partie inférieure et latérale gauche de l'abdomen, nous transmit le bruit de doubles battements qui se répétaient seulement de 128 à 130 fois par minute ; nous en prîmes note immédiatement, en considérant cette lenteur des pulsations que nous avions cependant observée déjà une fois, comme une anomalie assez remarquable, mais en recherchant, un instant après, le nombre des pulsations de la mère pour comparer les uns aux autres, nous fûmes très-surpris de trouver un nombre de pulsations égal à celui des doubles battements que nous avions entendus ; nous réappliquâmes donc le stéthoscope sur les divers points de la paroi abdominale antérieure, et nous y trouvâmes le bruit des doubles battements ; mais, ce bruit devenant de plus en plus distinct à mesure que nous nous approchions de la région épigastrique, nous ne tardâmes pas à reconnaître qu'il appartenait aux pulsations très-accélérées du cœur de la mère, et que l'impression s'en propageait jusqu'à la partie inférieure de l'abdomen, en s'affaiblissant assez pour offrir toutes les apparences des pulsations d'un cœur de fœtus. Nous nous appliquâmes dès ce moment à rechercher avec la plus scrupuleuse attention les doubles battements qui devaient réellement appartenir à l'action du cœur de l'enfant, mais nos recherches furent vaines ;... cette femme n'était pas enceinte. » (*Archives*, t. XXVIII, p. 20 et 21.)

*3° Bruits susceptibles de se produire dans les voies diges-
tives ou dans la cavité de l'utérus.*

Il est impossible de prendre pour le bruit de souffle de la
grossesse l'un ou l'autre des bruits variés qui peuvent dépendre
du mouvement des gaz dans le tube digestif ou des mouvements
du fœtus dans la matrice.

4° Bruits normaux de la respiration.

Le murmure vésiculaire de la mère se propage, dans quelques cas, plus ou moins au-dessous du rebord des côtes, et
même jusqu'à la portion de l'utérus qui avoisine le pubis. Il
augmente d'intensité à mesure qu'on s'élève de la base au sommet de la poitrine.

Le souffle de la grossesse fait absolument le contraire.

Celui-ci correspond au pouls de la mère et non, comme ce-
lui-là, aux mouvements des parois thoraciques. Il est donc sen-
siblement plus fréquent.

Lorsque l'oreille est appliquée sur le point de l'utérus où le
souffle s'entend le mieux, elle ne distingue qu'un bruit ; elle en
perçoit deux, au contraire, lorsqu'elle s'applique sur les régions supérieures de la poitrine de la mère.

5° Bruits anormaux du cœur.

Tout bruit de souffle ayant son siége de production dans le cœur
de la mère (quelle que soit, du reste, la cause de ce bruit, c'est-
à-dire, qu'il soit lié à une lésion organique du cœur ou lié seulement à l'existence de la grossesse), va en s'affaiblissant de haut
en bas, et il a son maximum d'intensité sur la région précordiale.

Le souffle de la grossesse s'affaiblit à mesure qu'on s'éloigne
de son centre de production.

6° Bruits anormaux des grosses artères.

Il se produit quelquefois dans l'artère-aorte ou dans les artères placées à l'entrée du bassin, un bruit de souffle qu'une pulsation accompagne ou n'accompagne pas. Nous ne voulons pas dire par ces paroles que le souffle existe seul alors, mais nous prétendons que la pulsation peut n'être pas perçue. Ce souffle, qui est isochrone aux battements du cœur maternel, en suit toutes les modifications.

Il est dû à la compression du vaisseau qui en est le siége, et comme cette compression est due elle-même, pour l'ordinaire, à l'existence d'une tumeur, il peut être modifié par telle ou telle attitude qu'on fait prendre à la malade, et qui plus est, il peut disparaître entièrement. Est-ce-là un véritable caractère distinctif de ce bruit anormal? La situation de la femme n'aurait, suivant M. Depaul (p. 201), aucune influence sur le souffle utérin. Mais tel n'est pas l'avis de tous les médecins, car d'une part M. Bouillaud a pu déplacer le bruit de soufflet, sur une femme grosse, en la faisant alternativement coucher à droite et à gauche [1], et d'une autre part M. Cazeaux, imitant l'exemple de M. Jacquemier, qui avait fait placer les femmes enceintes dans une position telle que le poids de l'utérus portât tout entier sur la parois antérieure du ventre, a cessé le plus souvent d'entendre le bruit de souffle qu'on entendait distinctement auparavant [2].

7° Battement ombilical, et *8° Souffle ombilical.*

Est-il possible de prendre pour le souffle de la grossesse le souffle ombilical? non, car ce souffle est isochrone, comme nous l'avons vu, aux pulsations cardiaques du fœtus. Que sera-ce donc lorsque ce phénomène s'accompagnera de battement?

1. *Traité clinique des mal. du cœur,* t. I, p. 246. Paris, 1835.
2. *Traité théorique et pratique de l'art des accouchements,* p. 109. Paris, 1841.

9° *Souffle du cœur du fœtus.*

Le diagnostic différentiel est encore ici très-facile à établir. Le souffle de la grossesse est isochrone aux pulsations radiales de la mère, et le souffle qui a pour siége le cœur du fœtus correspond aux mouvements de cet organe. Il est donc infiniment plus fréquent que le souffle de la grossesse.

10° *Souffle dû à des cas pathologiques développés soit dans le bassin, soit dans la cavité abdominale.*

Il serait plus aisé de prendre pour le souffle de la grossesse certains souffles [1] qui se produisent dans certains cas pathologiques, car ils en présentent tous les caractères, comme nous le verrons bientôt, et s'il est vrai de dire que la plupart de ces bruits sont accompagnés d'un choc, il est vrai d'ajouter aussi que ce choc n'est pas toujours manifeste, comme nous allons le prouver :

Observations.

Pour démontrer que le bruit de soufflet peut exister sans grossesse, M. Velpeau a cité [2] l'observation d'une femme chez laquelle ce bruit s'entendait avec la plus grande facilité. Par l'hypogastre, on aurait dit une matrice à quatre ou cinq mois de gestation ; par les organes génitaux on sentait une portion de sphère engagée dans le détroit et que l'on prit pour un polype. Cette malade étant morte plusieurs mois après, on trouva deux

---

1. C'est en faisant allusion à ces bruits que M. Depaul déclare que selon toutes les probabilités, ils se passent, comme le souffle de la grossesse, dans les parois utérines, sans qu'il existe aucun produit de fécondation (p. 200). Nous verrons plus loin que ce bruit a pu exister sans que rien de particulier se soit produit du côté de l'utérus. Nous verrons alors aussi M. Depaul invoquer l'existence de vaisseaux anormalement développés dans les parois de la matrice, pour expliquer la production du souffle.

2. Edit. de Bruxelles, année 1835, p. 133.

masses fibreuses n'ayant aucune continuité soit de tissu, soit de circulation avec la matrice. Peut-être, cependant, ajoute M. Velpeau, ce bruit de soufflet différait-il ici du véritable bruit de la grossesse?

— M. Stoltz a observé et fait observer plusieurs fois très-distinctement à d'autres, un bruit de souffle semblable à celui de la grossesse sur une femme de quarante ans, qui portait dans la matrice une tumeur fibreuse du volume de la tête d'un adulte. (*Oper. cit.*, p. 218.)

— M. Bouillaud a rapporté dans son *Traité des maladies du cœur* (t. I, p. 248 et suiv.), l'observation « d'une femme âgée de quarante-sept ans qui n'avait pas eu ses règles depuis neuf mois... Elle avait un abdomen proéminant comme une femme à la fin de sa grossesse et éprouvait des douleurs qui semblaient annoncer un prochain accouchement. On sentait distinctement dans le flanc droit une tumeur inégale, qui avait la forme d'une tête d'enfant d'un côté et de l'autre offrait une saillie qu'on pouvait croire formée par le pied d'un fœtus. Cette tumeur se déplaçait au moyen de la pression, par un mouvement de totalité. *La malade disait sentir distinctement les mouvements d'un enfant.*

« *Il y avait dans la tumeur un bruit de souffle bien manifeste, qu'on crut être le souffle placentaire.*

« Les médecins de l'hôpital Necker et M. Baudelocque ayant examiné de nouveau la malade le 6 juillet 1833, pensèrent qu'il y avait une gossesse extra-utérine de l'ovaire droit... M. Laugier fit une incision exploratrice par le vagin, en présence de MM. Dubois (d'Amiens) et Piedagnel, de deux médecins étrangers et d'un bon nombre d'élèves... La malade succomba le sixième jour après l'opération, des suites d'une péritonite.

« *L'autopsie* démontra l'existence d'une tumeur inégale et multilobulée, dont la partie gauche assez semblable à une matrice amplifiée, contenait une tumeur grosse comme une forte poire, un peu ramollie et de nature lardacée. Cette tumeur était recouverte par la matrice qui semblait s'être laminée pour lui fournir une enveloppe.

« La partie droite de la tumeur se composait de plusieurs lobes, dont la surface était inégale, raboteuse, ulcérée même..., on y trouva des tissus carcinomateux, et encéphaloïdes... mais aucune trace d'ovaire.

« A la partie inférieure du bassin, en arrière, existait une autre tumeur de 2 ou 3 pouces de diamètre contenant des kystes, dans l'un des quels avait pénétré l'incision pratiquée à la paroi postérieure du vagin. »

M. Depaul, qui reproduit cette observation dans son *Traité d'auscultation obstétricale* (obs. 4ᵉ, p. 213 et suiv.), regrette qu'on ait négligé d'indiquer dans quel état se trouvait l'appareil vasculaire de la matrice, car il avait entendu un souffle qu'on aurait pu prendre pour type des souffles utérins sur une jeune femme qui lui présenta après la mort un corps fibreux développé dans la cavité utérine, dont *les parois, bien qu'amincies, étaient parcourues par des vaisseaux ayant un volume au moins double du volume ordinaire* (obs. 3ᵉ. p. 212 et suiv.).

Or, c'est au développement de ces vaisseaux que M. Depaul attribuait le souffle.

M. Depaul rapporte encore d'autres observations, dans lesquelles l'auscultation fit découvrir *un bruit de souffle qui ne différait en rien de celui qui appartient à la grossesse :*

A. Chez une demoiselle qui portait une tumeur au bas ventre. (Sans doute un corps fibreux développé dans la cavité de l'utérus.) (Obs. 1ʳᵉ, p. 210[1].)

B. Chez une dame ayant une tumeur fibreuse faisant corps avec l'utérus et probablement aussi développée dans sa cavité (obs. 2ᵉ, p. 210 et suiv.)[2].

---

1. La malade fut perdue de vue.
2. La santé générale de la malade était bonne deux ans et demi après.

C. Chez une autre dame qui avait vu se développer une tumeur soit sur la matrice, soit dans sa cavité (obs. 5ᵉ, p. 216 et suiv.) [1]. (Ici deux bruits distincts existaient : 1° un battement simple, avec impulsion communiquée à la tumeur et due à l'aorte comprimée, 2° et, sur un autre point, un souffle sibilant, sans choc ni pulsation, bien distinct du battement).

D. Enfin, chez une autre femme que l'on proposa d'opérer par la gastrotomie, parce qu'on crut à une grossesse extra-utérine. Heureusement on ne donna pas suite à cette idée. Mais la malade étant morte quelque temps après, on trouva dans le ventre un grand nombre de kystes dont l'ovaire gauche paraissait avoir été le point de départ. Il y avait encore dans l'excavation une tumeur formée par un tissu dégénéré. Les dimensions de l'utérus n'avaient pas changé. Les tumeurs contenaient-elles des vaisseaux, se demande M. Depaul, et dans quel état étaient-ils? (Obs. 6ᵉ, p. 220 et suiv.)

Dans deux des observations précédentes (la 2ᵉ et la 3ᵉ), le souffle persista dans toutes les positions que M. Depaul fit prendre aux malades.

Conclusions.

Nous pouvons déduire de ce qui précède les conclusions suivantes :

1° Les bruits normaux ou anormaux du cœur de la mère, les battements et les bruits de souffle de l'aorte et de ses principales divisions, les borborygmes, les bruits résultant des mouvements actifs du fœtus, les bruits ombilicaux et les bruits anormaux du cœur du fœtus ne sauraient être confondus avec le souffle de la grossesse et les bruits du cœur du fœtus.

2° Le souffle de la grossesse ne saurait non plus être toujours distingué de celui qui se produit dans quelques cas mor-

---

1. On revit la malade un an après.

bides existant en dehors de la gestation. Les observations précédentes en font foi.

3° Ces observations démontrent en outre le rapport qui a existé entre le bruit de souffle probablement semblable à celui de la grossesse et l'existence de tumeurs variées.

4° Que ces tumeurs aient produit le souffle en comprimant de grosses artères, ou qu'elles l'aient produit par un autre mécanisme, peu importe à la question présente. Ce qu'il y a de certain, c'est que la confusion est possible entre le souffle dû à la grossesse et le souffle dû à certains états morbides.

5° M. Depaul a pensé que le bruit de souffle qui avait existé chez la jeune femme qui mourut avec un corps fibreux devait être attribué au développement des vaisseaux utérins. Cette opinion nous paraît au moins hasardée, car, dans l'observation de M. Velpeau, les masses fibreuses n'avaient aucune continuité, soit de tissu, soit de circulation avec la matrice.

Et les dimensions de cet organe n'avaient point changé dans la cinquième observation rapportée par M. Depaul. Mais la préoccupation de l'auteur se trahit à chaque instant dans cette partie de son ouvrage, car il se demande, à propos de cette cinquième observation : *Les tumeurs contenaient-elles des vaisseaux et dans quel état étaient-ils ?*

Ainsi, M. Depaul, pour faire triompher son opinion, recherche partout des vaisseaux anormalement développés, et quand il est certain qu'ils manquent dans l'utérus, il les recherche jusque dans les tumeurs qui lui sont étrangères.

Nous aurions trouvé plus naturel qu'il attribuât ici le bruit de souffle à la compression des artères et qu'il considérât comme une simple coïncidence le développement anormal de quelques vaisseaux dans les parois de l'utérus.

Les questions posées par M. Depaul montrent son désir de donner gain de cause à la théorie qu'il adopte. Mais, dans l'espèce, il n'y a point de réponse possible à ces questions. Et cette réponse fût-elle, à l'avenir, pour d'autres cas analogues, dans le sens des idées de M. Depaul, elle ne démontrerait pas irrévocablement pour cela la vérité de la théorie qui place le bruit de souffle dans les artères utérines, et elle ne démontrerait rien non plus contre l'identité du souffle de la grossesse et de certains souffles étrangers à cette fonction. Remarquons d'ailleurs que dans les observations précitées on n'a noté qu'une seule fois un battement simple avec impulsion communiquée à la tumeur, avec coïncidence chez la même malade d'un souffle sibilant se produisant sans choc.

Remarquons encore que ce choc n'est indiqué ni dans la première ni dans la deuxième observation mentionnées par M. Depaul.

Donc, encore une fois, ce n'est pas au bruit de souffle seul que nous devons demander la solution de la question relative au diagnostic de la grossesse.

A quel signe sera-t-il donc permis de la reconnaître sûrement?

A la perception des bruits cardiaques du fœtus.

C'est ce que nous avons déjà dit.

2° DIAGNOSTIC DE LA GROSSESSE DOUBLE.

Si l'auscultation, pratiquée avec beaucoup de soin, ne conduit pas toujours au diagnostic de la grossesse double, il n'en résulte pas qu'on doive la négliger dans la recherche de ce diagnostic.

Les résultats qu'elle donne ne sont pas les mêmes dans tous les cas.

Tantôt, en effet, les doubles pulsations sont isochrones et tantôt elles ne le sont pas.

Lorsque l'isochronisme existe, le summum d'intensité des pulsations redoublées correspond à deux points de l'abdomen assez éloignés l'un de l'autre, ou à deux régions opposées. Toutefois, ces conditions d'intensité ne sont pas toujours si évidentes qu'elles ne présentent, dans certains cas, pour le diagnostic, des difficultés sérieuses; car, d'une part, la force des pulsations du cœur des deux fœtus est rarement la même sur les points où on l'entend le mieux, et, d'une autre part, il se rencontre des grossesses simples dans lesquelles on ne distingue point ou presque point de bruit sur la partie moyenne de l'abdomen, tandis que l'oreille saisit distinctement le double battement à droite et à gauche de la ligne médiane.

— M. H.-F. Naegelé, ayant égard à la fréquence de l'isochronisme des deux circulations, dit que le diagnostic de la grossesse multiple est quelquefois facilité par l'existence des battements doubles dans deux régions du ventre opposées, ces battements existant l'un au-dessus et l'autre au-dessous de la ligne moyenne. (Voy. la fig. suiv.)

Cette dernière condition est de rigueur, car jamais, quelle que soit la position des jumeaux, les deux bruits cardiaques ne se trouveront sur une même ligne horizontale. (Cit. de Schuré, p. 387 et 388.)

— Des pulsations redoublées, ayant une force égale ou à peu près dans deux régions éloignées ou opposées, accompagnées d'un bruit de souffle plus étendu que dans la grossesse simple, ou distinct dans deux endroits différents, suivant que les deux placentas sont confondus ou séparés, sont pour M. Stoltz l'indice d'une grossesse double. (*Oper. cit.*, p. 218.)

— M. Dubois, qui pense que le bruit de souffle peut exister dans deux endroits diamétralement opposés, ne croit le diagnostic possible que, lorsque les doubles pulsations se faisant entendre sur deux points opposés, elles ne sont pas isochrones.

— L'auscultation peut être ici d'un puissant secours, au dire de M. Chailly-Honoré; elle permet de préciser deux points de l'abdomen où l'on entend deux summums d'intensité des battements du cœur du fœtus, sans isochronisme, l'un, au-dessus de la ligne transversale et à droite, l'autre, au-dessous et à gauche. (*Traité prat. de l'art des accou-chements*, p. 131.) (Fig. 1.)

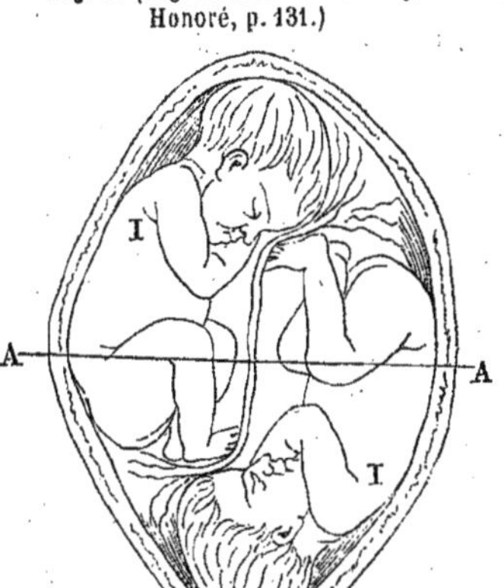
Fig. 1. (Fig. LXIX de M. Chailly-Honoré, p. 131.)

II. Summum d'intensité des bruits du cœur
A A. Ligne transversale ou horizontale.

— La distance qui sépare les bruits est, pour M. Depaul, un caractère de très-peu de valeur; ils peuvent exister, d'ailleurs, dit avec raison cet auteur, dans des points très-rapprochés. (P. 301). Toutefois, la grossesse double peut être soupçonnée, malgré l'isochronisme, lorsque les bruits cardiaques existant avec une certaine force dans les deux côtés de l'abdomen, ou à une certaine distance, ils s'affaiblissent à mesure qu'on s'éloigne de leur summum d'intensité.

Il ne faut pas oublier encore que ces caractères se retrouvent dans quelques cas de grossesse unique, comme nous venons de le voir.

— « Il faut dire, cependant, que si les fœtus sont placés au-devant l'un de l'autre, on peut n'entendre que les battements d'un seul cœur. » (Chailly-Honoré, p. 131. — Stoltz, p. 218. — Cazeaux, p. 158 de la 4ᵉ édition.)

Le diagnostic est souvent impossible si l'un des fœtus a cessé de vivre, ou même si les eaux de l'amnios sont par trop abondantes.

Ainsi donc, l'existence des bruits du cœur du fœtus, d'un seul côté, n'exclut pas absolument l'idée d'une grossesse double. On a pu distinguer, dans quelque cas, rares à la vérité, les bruits du cœur du deuxième fœtus après la rupture de la poche.

Au contraire, les erreurs de diagnostic ne sont pas possibles

si l'on constate, dans plusieurs explorations successives, un défaut d'isochronisme.

M. Depaul a trouvé une différence de fréquence assez grande
entre les deux circulations. Cette différence n'a jamais été au-
dessous de six à huit pulsations, et elle s'est élevée jusqu'à
quinze ou seize. (*Oper. cit.*, p. 300.)

Pour constater le défaut d'isochronisme, il faut pratiquer
l'auscultation à deux, comme le conseille Adelmann, et compter
à haute voix.

— Nous venons de dire que la mort d'un fœtus et que l'isochronisme des battements cardiaques pouvaient être des obstacles au
diagnostic de la grossesse double. Ajoutons que ces obstacles ne
sont pas absolument insurmontables. M. de Séré vient de démontrer, en effet, dans un *Mémoire* couronné par la Société
médico-chirurgicale de Bruges, qu'on pouvait diagnostiquer une
grossesse double : 1° malgré la mort de l'un des deux fœtus,
pourvu que celui qui a cessé de vivre occupât le segment inférieur de l'utérus et que le toucher vaginal permît de distinguer
la partie de ce fœtus qui se présente au col de la matrice ;
2° malgré l'isochronisme des battements du cœur.

Sur quoi se fonde donc M. de Séré pour tenir ce langage? Sur
les résultats fournis d'un côté par l'auscultation et d'un autre
côté par le toucher.

En effet, pour M. de Séré, qui admet en principe la valeur sé-
méiologique du summum d'intensité des pulsations cardiaques
du fœtus, si ces pulsations sont entendues, par hypothèse, à
droite, au niveau ou au-dessus de l'ombilic (il eût été mieux de
dire : *au-dessus de la moitié inférieure de l'utérus*), on diagnostique une *présentation du siége droite*.

Et si l'on trouve, par le toucher, la tête au détroit supérieur,
on diagnostique du même coup une *présentation occipito-iliaque
gauche*. (Voyez, pour l'intelligence de cette double présentation,
la fig. 1.)

Il faut donc conclure pour le même utérus, comme on eût conclu pour deux utérus séparés, à l'existence d'un premier enfant en position du sommet, et d'un second en position pelvienne.

M. de Séré a pu faire une heureuse application du toucher et de l'auscultation employés à propos alternativement sur une femme qui portait deux fœtus, l'un mort, l'autre vivant, et dont il a publié l'observation détaillée dans les *Annales de la Société de médecine et de chirurgie de Bruges* pour 1855.

L'auteur a conclu de cette observation que la mort d'un fœtus n'était pas un obstacle au diagnostic d'une grossesse double, pourvu que le fœtus mort fût celui qui se trouve placé dans le segment inférieur de l'utérus.

Ce diagnostic serait ici basé, en conséquence, sur le désaccord existant entre le signe fourni par le toucher et le signe fourni par l'auscultation; car, si l'auscultation donnait pour résultat une présentation et une position quelconques qui fussent confirmées par le toucher, il n'existerait qu'un seul fœtus.

Après avoir résolu pratiquement la question précédente autrement qu'on ne l'avait fait avant lui, M. de Séré discute théoriquement la question du diagnostic de la grossesse double dans les cas où les deux fœtus seraient vivants et où leurs cœurs battraient à l'unisson.

Trois circonstances, entre autres, peuvent se rencontrer.

L'un des fœtus présente la tête et l'autre le siége.

Les deux fœtus présentent à la fois ou la tête ou le siége.

1° L'un des fœtus présente la tête et l'autre le siége.

M. de Séré propose de bien limiter isolément d'abord, sur le segment supérieur et sur le segment inférieur de l'utérus, le summum d'intensité des bruits cardiaques, comme d'autres auteurs l'avaient dit avant lui, et ensuite de confirmer, à l'aide du toucher, la présentation qu'a fait découvrir (il vaudrait mieux dire soupçonner) l'auscultation dans le segment inférieur de l'utérus.

Le diagnostic de la grossesse double serait donc encore ici basé, pour le fœtus qui naîtra le second, sur la situation élevée du maximum d'intensité des bruits du cœur, et pour le fœtus qui naîtra le premier, sur l'extrémité dont le doigt aura constaté la présence à l'orifice de l'utérus.

2° Les deux fœtus présentent la tête.

Dans ce cas, les bruits du cœur du fœtus correspondant au segment supérieur auront leur maximum d'intensité au-dessus de la ligne transversale qui divise en deux l'utérus, comme s'il s'agissait d'une présentation du siége, tandis que ceux du fœtus correspondant au segment inférieur auront leur maximum d'intensité au-dessous de la ligne transversale.

On aura donc fait une erreur sur la présentation de l'un des deux fœtus, mais on n'en aura pas moins découvert l'existence d'une grossesse double.

3° Les deux fœtus présentent le siége.

Dans ce cas, l'auscultation fera connaître la présentation pelvienne au siége du maximum d'intensité des bruits du cœur dans le segment supérieur de l'utérus, mais le toucher ne permettra pas de différencier les présentations du siége droites ou gauches, seule condition qui rendrait possible le diagnostic de la grossesse double.

Telle est, si nous avons bien compris M. de Séré, l'analyse sommaire du travail qu'il vient de publier. Les propositions nouvelles que ce travail renferme sont une application ou, pour mieux dire, une extension de celles qu'a développées M. Depaul, et dont nous ferons connaître l'esprit et la portée au chapitre du diagnostic des présentations et des positions du fœtus. (Voyez pour plus de détails les nᵒˢ 152 et 153 du t. III du *Moniteur des hôpitaux*. Paris, 1855.)

3° Diagnostic de la grossesse triple.

Il n'est pas à notre connaissance qu'on ait jamais diagnostiqué, à l'aide de l'auscultation, une grossesse triple.

M. Degaille nous a bien présenté, à la Société anatomique, trois placentas unis par leurs bords, munis de trois cordons normaux, provenant d'une femme qui avait accouché successivement, dans les vingt-quatre heures, de trois enfants, mais le présentateur nous a déclaré que l'auscultation n'avait point été pratiquée. (Voyez les détails de cette observation dans les *Bulletins de la Société anatomique* pour l'année 1850, p. 41.)

M. Naegelé fils a eu l'occasion d'observer une grossesse triple. Il crut d'abord n'avoir affaire qu'à une grossesse double. Cependant, il ne tarda pas à reconnaître son erreur, car, après la sortie d'un premier enfant, il entendit les pulsations de deux cœurs, les unes dans l'hypocondre gauche, les autres dans la région ombilicale droite.

4° Diagnostic de la grossesse extra-utérine.

Depuis qu'on fait intervenir l'auscultation dans la pratique des accouchements, dit M. Depaul (*Oper. cit.*, p. 305), on n'a pas encore eu l'occasion de l'appliquer avec fruit au diagnostic des gestations insolites.

Ne pouvant donc s'appuyer sur l'expérience, M. Depaul résout la question par le raisonnement, comme l'avait fait avant lui, du reste, M. Lejumeau de Kergaradec. (*Oper. cit.*, p. 29.)

Entendre les battements du cœur du fœtus dans un point du ventre où il n'est pas ordinaire de les entendre, et constater d'une manière certaine, à l'aide du toucher, la vacuité de l'utérus, ou au moins un volume inférieur à celui que suppose une grossesse capable de transmettre les battements, telle est la double condition qui devrait être remplie pour établir le diagnostic d'une grossesse existant hors de l'utérus.

M. Chailly-Honoré s'est exprimé à peu près de la même manière, quand il a dit : « Le toucher sera surtout, dans ce cas, d'un grand secours ; il permettra de constater la vacuité de l'utérus, son isolement de la tumeur où est contenu le produit et le changement de situation que le développement de cette tumeur lui a fait subir. » (*Oper. cit.*, p. 136.)

En attendant que la pratique vienne confirmer ou infirmer la justesse de ces raisonnements, on peut toujours admettre que l'auscultation permettra de reconnaître l'existence du produit de la conception.

On fondera cette certitude du diagnostic, non pas sur l'audition d'un bruit de souffle, mais bien sur celle des bruits cardiaques du fœtus.

DIAGNOSTIC DES PRÉSENTATIONS ET DES POSITIONS[1].

L'auscultation peut-elle rendre quelques services dans la détermination des présentations et des positions du fœtus dans le sein de sa mère, et quelle est l'étendue de ces services ?

Rien n'est facile, en général, comme de déterminer, sur la foi de l'auscultation toute seule, la partie que le fœtus présente au détroit supérieur, après le septième et surtout après le huitième mois de la grossesse. Mais il ne l'est pas autant de résoudre le problème des positions diverses que le fœtus peut prendre dans la matrice.

---

1. « Par le mot *présentation* on exprime quelle est la partie qui s'offre la première au détroit supérieur ; par celui de *position* on veut indiquer les rapports que la partie qui se présente a contractés avec les différents points de ce détroit supérieur. » (Cazeaux, p. 288.)

Entrons dans quelques détails à ce sujet.

A. Présentations.

Généralités. — *Historique.* — Tout le monde sait « que le fœtus présente dans la matrice une forme ovoïde, résultant de la courbure de son tronc en avant, et de la manière dont les membres sont fléchis et appliqués sur la partie antérieure du corps..» (Lejumeau de Kergaradec, p. 27.)

Tout le monde sait encore que le produit de la conception nage dans les eaux plus ou moins abondantes de l'amnios, que son dos regarde en avant ou en arrière, et que les parois utérines, plus ou moins amincies, sont séparées de la surface des parois abdominales par une épaisseur plus ou moins considérable des parties molles qui constituent ces parois et des anses intestinales interposées.

C'est à ces conditions diverses que nous devons d'entendre les bruits du cœur du fœtus, avec tel ou tel degré de force, ou de ne pas les entendre du tout, ainsi que nous avons eu l'occasion de le dire.

Il paraît certain :

1° Que, sur un enfant qui vient de naître, les bruits cardiaques se transmettent avec plus de force, plus de clarté dans le dos et dans le côté gauche que dans toute autre région ;

2° Que ces bruits ont leur summum d'intensité au niveau de l'espace compris entre la septième et la huitième côte ; qu'ils s'étendent de là en rayonnant dans tous les sens, mais surtout en suivant la direction de la colonne vertébrale, de haut en bas et de bas en haut ;

3° Et que l'étendue dans laquelle ils se propagent du cœur à la région cervicale est moindre que celle dans laquelle ils se propagent du cœur à la région sacrée.

Il est probable que les choses se passent à peu près de la même manière chez le fœtus renfermé dans le sein de sa mère.

Ce qui est certain, c'est que la direction des bruits du cœur se fait de bas en haut ou de haut en bas, lorsque le fœtus présente ou la tête ou les fesses, et qu'il se fait, au contraire, transversalement lorsque c'est le tronc qui se présente.

Le diagnostic de ces trois présentations repose donc sur le double fait du lieu qu'occupe sur tel ou tel point de la matrice (et non pas de l'abdomen), le summum d'intensité des bruits cardiaques, et de la direction de ces bruits dans tel sens ou dans tel autre.

Or, pour ce qui touche les présentations de la tête et des fesses, n'est-il pas évident qu'on pourra les distinguer *le plus souvent* l'une de l'autre à la position plus basse ou plus élevée qu'occupera sur le globe utérin le summum d'intensité des bruits du cœur dont nous venons de parler, puisque la distance qui sépare le cœur du fœtus des vertèbres du col est moindre que celle qui le sépare des vertèbres sacrées?

— C'est cette différence même de position des bruits du cœur qui avait fait soupçonner à M. Lejumeau de Kergaradec (p. 28) qu'on parviendrait peut-être un jour à apprécier avec quelque exactitude la position du fœtus dans la matrice.

— C'est cette différence encore qui avait fait dire à Hohl, dès 1833, que quiconque avait acquis un peu d'habitude de l'auscultation des femmes enceintes reconnaîtrait facilement la région d'où partent les bruits du cœur du fœtus et par conséquent où se trouvent le thorax et le cœur de l'enfant.

Hohl avait donc été plus loin que M. Lejumeau de Kergaradec. Il ne se bornait pas à soupçonner, il affirmait, et son expérience l'amenait à donner les conclusions suivantes :

« La région d'où partent les bruits du cœur du fœtus se trouve *soit à droite, soit à gauche, tantôt plus haut, tantôt plus bas.*

« Le plus souvent c'est du côté gauche, rarement du côté droit, que ces bruits du cœur s'entendent. Ordinairement on les perçoit dans la région hypogastrique, rarement dans l'épigastre.

« L'audition la plus fréquente des bruits du cœur du côté gauche est en rapport avec *la plus grande* fréquence *de la première position du sommet;* c'est par la même raison, c'est-à-dire *la plus grande fréquence de la présentation de la tête,* que l'on entend les mêmes bruits *plus fréquemment en bas qu'en haut...*

« ..... Lors donc que le summum d'intensité des bruits du cœur s'entend du côté gauche et en bas, soit pendant la grossesse, soit pendant l'accouchement, l'enfant sera expulsé *en première position du sommet;*

« Lorsque les bruits du cœur sont entendus à droite pendant la grossesse ou l'accouchement, l'enfant est placé dans la *troisième ou dans la deuxième position du sommet*[1].

« Il y a des exceptions à cette règle.

« Dans les *présentations du siége,* d'une part les bruits cardiaques sont perçus *plus haut;* d'autre part, ils sont entendus plus longtemps pendant l'accouchement, etc. » (Hohl, traduit par M. Auguste Belin et cité par M. Chailly-Honoré, 1° dans *l'Union médicale* (19 juillet 1851), et 2° dans la 3ᵉ édit. de son *Traité d'accouchements* (1 vol. in-8, p. 91 et suiv. Paris, 1853).

— M. Dépaul ne s'est pas exprimé autrement relativement aux présentations, quand il a dit : « Le summum d'intensité du double battement correspondra à une hauteur différente, suivant que la tête ou le pelvis correspondront eux-mêmes au détroit supérieur. Dans le premier cas, le summum d'intensité sera beaucoup plus près de la symphise des pubis que dans le second. » (*Oper. cit.* p. 320.)

Toutefois, M. Depaul a rendu l'idée de Hohl plus claire, plus saisissable, quand il a conseillé de diviser, au moyen d'une ligne horizontale, le globe utérin en deux moitiés à peu près égales, et quand il a ajouté que, *dans la présentation de la tête,* la double

---

1. « M. Hohl n'a jamais pu distinguer de prime abord la seconde de la troisième position de l'occiput. » (Velpeau, p. 136 de l'édition de Bruxelles.)

pulsation devait s'affaiblir de bas en haut, en se propageant dans une étendue variable; qu'on devait la sentir décroître, au contraire, de haut en bas, dans *la présentation du siége* (p. 320).

Résumons ce qui vient d'être dit en mettant sous les yeux du lecteur deux figures que

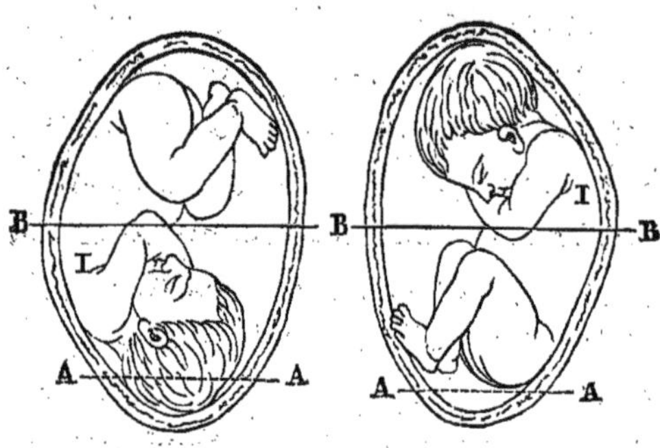

Fig. 2. (Fig. L de M. Chailly-Honoré, p. 93.)   Fig. 3. (Fig. LI de M. Chailly-Honoré, p. 93.)

A A. Niveau du détroit supérieur.
B B. Ligne horizontale.
I I. Summum d'intensité des bruits du cœur.

nous allons emprunter au *Traité d'accouchements* de M. Chailly-Honoré (fig. 2 et 3), et deux autres figures que nous emprun-

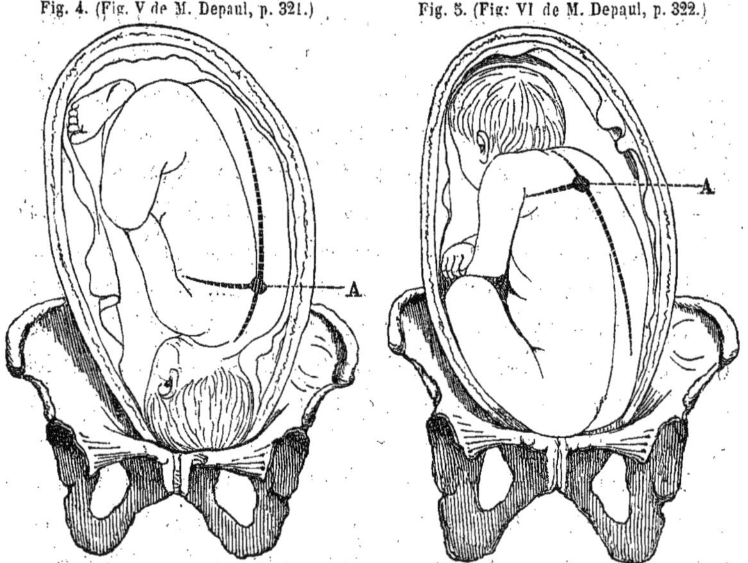

Fig. 4. (Fig. V de M. Depaul, p. 321.)   Fig. 5. (Fig. VI de M. Depaul, p. 322.)

A A. Summum d'intensité des bruits du cœur.

tons au *Traité d'auscultation obstétricale* de M. Depaul (fig. 4 et 5).

On peut comparer sur ces figures la hauteur relative du summum d'intensité des bruits cardiaques du fœtus.

1° et 2° Présentations du sommet et du siége.

Dans les présentations du sommet, le summum d'intensité des bruits du cœur ne sera pas éloigné du détroit abdominal, et il s'affaiblira dans une étendue plus considérable de bas en haut que dans tous les autres sens (fig. 4).

Il en sera de même des présentations de la face. Elles ne changeront absolument rien à ce que nous venons de dire, car le cœur du fœtus occupera la même place et les rapports du tronc avec l'utérus seront les mêmes. La tête seule, au lieu d'être fléchie en avant, sera renversée en arrière, comme le montre cette autre figure de M. Depaul (fig. 6).

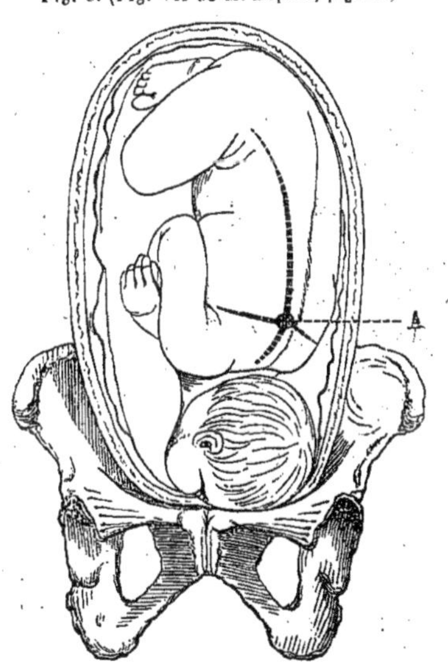

Fig. 6. (Fig. VII de M. Depaul, p. 324.)

A. Summum d'intensité des bruits du cœur.

Donc, il ne sera point possible de distinguer, à l'aide de l'auscultation toute seule, les présentations de la face de celles du sommet.

Cela prouve encore une fois qu'on ne saurait rejeter, sans un grand inconvénient, le toucher de la pratique des accouchements.

Mais n'abordons pas cette autre question, et demandons-nous s'il est toujours possible de distinguer les présentations de la tête de celles du pelvis.

— M. Depaul n'ignore pas que la partie qui se présente, même pendant la grossesse, peut être à une hauteur variable chez les différentes femmes. Mais il ne peut admettre que cette circonstance, qui, dans tous les cas, serait favorable quand il s'agit d'une présentation de la tête plus profondément engagée que d'habitude, devienne une cause d'erreur dans d'autres conditions. Jamais, par exemple, on ne trouvera, selon lui, dans une présentation du siége, le summum d'intensité dans le point où il existe pour les présentations du sommet, à moins de supposer que les membres inférieurs aient déjà franchi la vulve; dans aucun cas non plus de présentation de la tête, celle-ci ne sera maintenue assez éloignée de l'entrée du bassin[1] pour que le cœur affecte, relativement à la matrice, les rapports qui s'établissent dans les présentations du pelvis. (*Oper. cit.* p. 328.)

— M. Chailly-Honoré n'est pas aussi absolu dans son langage. Instruit par sa propre expérience, il déclare que, chez quelques femmes, la tête du fœtus peut rester élevée au détroit supérieur,

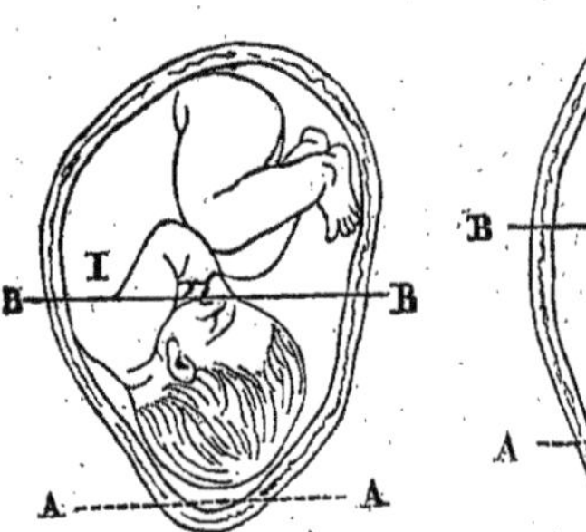

Fig. 7. (Fig. LIII de M. Chailly-Honoré, p. 95.)

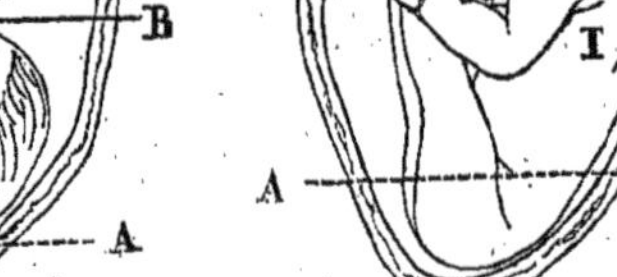

Fig. 8. (Fig. LIV de M. Chailly-Honoré, p. 95.)

I. Summum d'intensité des bruits du cœur.
A A. Détroit supérieur.
B B. Ligne transversale.

I. Summum d'intensité des bruits du cœur.
A A. Détroit supérieur.
B B. Ligne transversale.

soit parce que le segment inférieur de l'organe ne s'est pas laissé repousser au-dessous de ce détroit, soit parce que le bassin est rétréci ou la tête volumineuse.

Dans ces circonstances, les battements du cœur s'entendront avec le plus d'énergie au-dessus de la ligne transversale (fig. 7), et l'on sera conduit à

---

1. Depaul est ici trop affirmatif. Témoin la phrase suivante que j'extrais de son ouvrage : « J'avais annoncé onze présentations du pelvis, et ce fut lui que je trouvai engagé dans dix cas; dans le onzième, il n'en fut pas ainsi : c'était la tête qui existait au-dessus du détroit abdominal assez fortement rétréci. » (*Traité d'ausc. obst.*, p. 343.)

diagnostiquer une présentation de l'extrémité pelvienne, tandis que c'est le sommet qui se présente[1].

De même, l'extrémité pelvienne, dans la présentation des fesses, peut être profondément engagée (fig. 8), ce qui est plus rare que pour la tête, et cette présentation peut être prise pour une présentation de la tête[2], parce que le summum d'intensité des bruits du cœur s'entend au-dessous de la ligne. (*Oper. cit.*, p. 94.)

Nous livrons à la méditation des praticiens ces paroles de deux hommes également instruits, mais nous n'irons pas plus loin sans signaler l'aveu qu'a fait aussi M. Chailly (p. 94) des erreurs qu'il a parfois commises dans le diagnostic des présentations de la tête ou du pelvis, erreurs que le toucher lui a permis, du reste, de rectifier avant le travail.

3° PRÉSENTATIONS DU TRONC.

Abordons maintenant une autre question, celle qui se rapporte aux présentations des régions latérales du tronc.

En théorie, cette question ne nous paraît pas devoir être toujours insoluble, parce que nous concevons très-bien que les bruits cardiaques, très-affaiblis ou insensibles vers le fond de l'utérus, puissent être entendus dans la direction d'une ligne à peu près horizontale qui s'étendrait d'une fosse iliaque à l'autre, plutôt que dans la direction d'une ligne verticale. Mais la pratique s'accorde-t-elle avec la théorie? M. Depaul ne doute pas de la facilité de ce diagnostic, pourvu que la région postérieure du fœtus soit en avant, que le bruit, au lieu de se porter, en dimi-

1. L'erreur signalée dans la note précédente en est la preuve.
2. « Quatre-vingt-onze fois l'auscultation seule m'avait fait diagnostiquer une présentation de l'extrémité céphalique... Une fois seulement mes prévisions furent déçues; l'enfant s'engagea par le siége, et je dois avouer que les caractères stéthoscopiques paraissaient aussi tranchés que pour les autres. » (Depaul, *Oper. cit.* p. 341.)

nuant, vers le fond de la matrice, s'étende, au contraire, dans

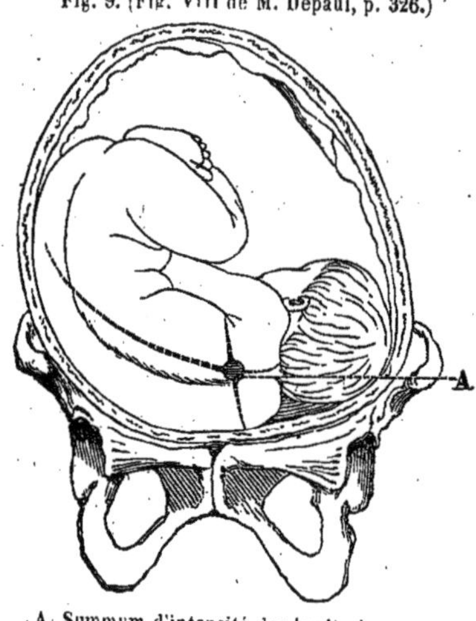

Fig. 9. (Fig. VIII de M. Depaul, p. 326.)

A. Summum d'intensité des bruits du cœur.

une direction à peu près horizontale et qu'il manque dans une grande partie de la région supérieure de l'organe.

M. Depaul renvoie, pour rendre sa pensée plus saisissable, à sa fig. VIII (p. 326). Nous la reproduisons (fig. 9). Mais nous ne nous dissimulons pas que la présentation du tronc en imposera fréquemment pour une présentation du sommet ou de la face [1].

La difficulté que nous signalons et les erreurs de diagnostic qui, dans ce cas, peuvent être commises, tiennent à deux causes principales :

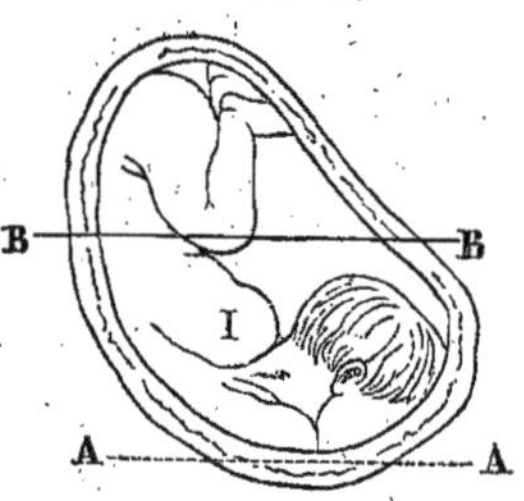

Fig. 10. (Fig. LII de M. Chailly-Honoré, p. 94.)

I. Summum d'intensité des bruits du cœur.
A A. Détroit supérieur.
B B. Ligne horizontale.

1° A ce que le summum d'intensité des bruits cardiaques existe alors au-dessous de la ligne horizontale, comme le montre la figure ci-jointe de M. Chailly-Honoré (fig. 10) ;

2° A ce que l'intensité décroissante de ces bruits dans telle ou telle direction n'est pas toujours aussi nette, aussi évidente qu'on pourrait le croire.

1. « La présentation de l'épaule avait été notée six fois, et ce fut elle que le toucher fit reconnaître sur cinq femmes au moment du travail ; sur la sixième, qui n'était grosse que de six mois et demi, la tête s'engagea la première dès le début de l'accouchement. » (Depaul, *Oper. cit.*, p. 339.)

— « Sur deux femmes chez lesquelles j'avais rencontré tout ce que j'ai dit appartenir aux présentations de l'épaule, j'ai eu à enregistrer une erreur : l'un des enfants s'engagea par la tête. » (*Ibid.*, p. 341.)

B. Positions.

Il est difficile de toucher à la question des parties du fœtus qui se présentent les premières au détroit supérieur sans dire un mot des rapports de telle ou telle de ces parties avec tel ou tel point de ce détroit, ou, en d'autres termes, sans parler des positions.

En effet, que l'occiput, la face, le pelvis ou le tronc se présentent les premiers, il est indifférent, quand il s'agit de résoudre la question du diagnostic différentiel de ces présentations, que le fœtus soit placé dans le côté droit ou dans le côté gauche de l'utérus.

Il suffit pour cela, le plus ordinairement, de déterminer si le summum d'intensité des bruits du cœur existe au-dessous ou au-dessus de la ligne horizontale.

En traitant ce sujet à ce point de vue exclusivement, nous avons évité de mêler les deux questions relatives aux présentations et aux positions, parce que, d'une part, nous tenions à être parfaitement compris, et que, d'une autre part, nous voulions mettre chaque chose à sa place.

Nous avons dit plus haut ce qu'il fallait entendre par positions, disons maintenant à quels signes stéthoscopiques on peut espérer de les reconnaître. Mais auparavant faisons remarquer l'importance du conseil que M. Depaul a donné de diviser de haut en bas, au moyen d'une ligne verticale, l'utérus en deux parties à peu près égales. Cette division nous paraît au moins aussi utile pour la détermination des positions que l'était la ligne horizontale pour la détermination des présentations.

En effet, la présentation une fois déterminée, il suffira de constater l'existence des bruits cardiaques à droite ou à gauche de la ligne verticale pour pouvoir affirmer, en général, que la

— « Dans quelques cas de présentation du tronc, dont je n'ai pu constater l'existence qu'après l'accouchement, j'ai été conduit, par les résultats que m'a fournis l'auscultation, à diagnostiquer pendant la grossesse une présentation du sommet..., et cette présentation n'existait pas. » (Chailly-Honoré, p. 94.)

poitrine du fœtus correspond à la moitié latérale droite ou à la moitié latérale gauche de l'utérus et, par conséquent, à l'une ou à l'autre des fosses iliaques correspondantes.

Cette question résolue, voyons quelles sont les positions du fœtus qu'on peut espérer de pouvoir déterminer.

1° Positions du sommet *dans les présentations de la tête.*

Chacune des présentations de la tête peut offrir trois positions bien dessinées. L'occiput regarde en avant, en arrière ou latéralement.

On s'accorde à dire que l'auscultation peut conduire à reconnaître si le fœtus est placé dans le côté gauche ou dans le côté droit du bassin. Mais on convient généralement que l'on peut se méprendre sur les variétés de position de cette présentation.

M. Depaul affirme (p. 331) qu'on peut reconnaître la première position de la tête[1] (occipito-iliaque gauche antérieure) au summum d'intensité des bruits du cœur existant sur le trajet d'une ligne qui s'étendrait de l'éminence iléo-pectinée à la cicatrice ombilicale (voy. la fig. 4), et la deuxième position de la tête[2] (occipito-iliaque droite postérieure) au summum d'intensité des bruits cardiaques d'intensité des bruits cardiaques s'étendant aux environs du muscle carré des lombes (p. 331) (voy. la fig. 11).

Fig. 11. (Fig. X de M. Depaul, p. 332.)

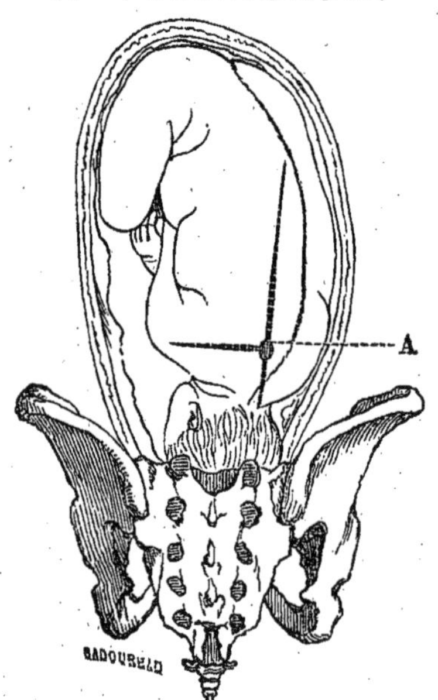

A. Summum d'intensité des bruits du cœur.

1. Le dos du fœtus regarde en avant et à gauche.
2. Le dos du fœtus regarde en arrière et à droite.

Le même auteur ajoute (p. 332) qu'on a nié la possibilité de cette constatation, mais qu'il ne doute pas qu'elle soit possible si l'on fait incliner la femme sur le côté opposé à celui que l'on examine et si l'on déprime avec une force suffisante les parties interposées.

M. Depaul indique, en outre, les points de l'abdomen sur lesquels doit exister le summum d'intensité des bruits du cœur dans la *position occipito-cotyloïdienne droite* (sur le trajet d'une ligne qui, partant de l'éminence iléo-pectinée droite, se porte à l'ombilic), et dans la *position occipito-sacro-iliaque gauche* (sur une ligne qui, partant de la symphise sacro-iliaque gauche, se rend également à l'ombilic), (p. 334).

Après avoir dit que son expérience lui permet de diagnostiquer une première et une seconde position du sommet, M. Cazeaux ajoute : « Il est le plus souvent très-difficile, pour ne pas dire impossible, de distinguer une position occipito-antérieure d'une postérieure. En général cependant il m'a semblé que dans le premier cas les pulsations étaient plus sonores et perçues beaucoup moins dans les flancs que dans le second. » (P. 159 de la 4ᵉ édition.)

2ᵒ POSITIONS DU PELVIS *dans les présentations du siége.*

Nous avons déjà dit à quels caractères on pouvait espérer de reconnaître les présentations du siége. Nous avons dit encore que cette partie du fœtus pouvait correspondre à l'une ou à l'autre des fosses iliaques.

Ajoutons que les *positions sacro-iliaques gauches* seront reconnues aux deux bruits cardiaques qui s'entendront à gauche, avec leur summum d'intensité, au-dessus de la ligne horizontale qui divise l'utérus en deux parties égales (voy. la fig. 5), et que les *positions sacro-iliaques droites* se reconnaîtront à ces mêmes caractères des deux bruits du cœur perçus dans le côté droit de l'utérus, au-dessus de la ligne horizontale (fig. 12).

Dans ces deux cas, dit M. Depaul, les variétés antérieure et postérieure se distinguent par le siége différent du summum d'intensité du double battement (p. 334 et 335).

3° POSITIONS DES ÉPAULES [1] *dans les présentations du tronc:*

Si l'on était assez heureux pour pouvoir constater au niveau du segment inférieur de l'utérus et, par conséquent, au-dessous de la ligne horizon-

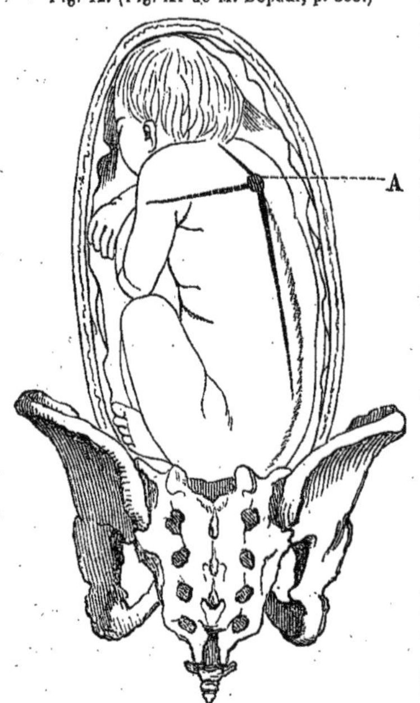

Fig. 12. (Fig. XI de M. Depaul, p. 335.)

A. Summum d'intensité des bruits du cœur.

tale, les bruits du cœur du fœtus, avec les caractères qui leur ont été assignés par M. Depaul (bruits, au lieu de se porter en diminuant vers le fond de la matrice, s'étendant, au contraire, dans une direction à peu près horizontale d'une fosse iliaque à l'autre, par exemple, et manquant dans une grande partie de la région supérieure de l'organe), on serait presque en droit de croire à une première position de l'épaule droite (*céphalo-iliaque gauche*), si c'était dans le quart inférieur gauche de l'utérus que les bruits du cœur s'entendissent avec leur maximum d'intensité, et à une deuxième position de l'épaule gauche (*céphalo-iliaque droite*), si c'était dans le quart inférieur droit, au contraire, que les bruits

---

1. Lorsque le côté du fœtus s'offre le premier, c'est presque toujours l'épaule, partie la plus saillante, qui répond au centre du détroit supérieur.

du cœur s'entendissent le mieux. (Voy. la fig. VIII et les p. 325 et 326 du traité de M. Depaul.)

Nous avons déjà dit les objections sérieuses qui s'étaient élevées contre la prétention de pouvoir arriver sûrement, à l'aide de l'auscultation toute seule, au diagnostic des présentations du tronc.

Ces objections retrouvent encore ici, et à plus forte raison, toute leur force, quand il s'agit de pénétrer plus avant dans la difficulté, en cherchant à déterminer les rapports que chaque plan latéral du fœtus peut affecter avec l'une ou l'autre moitié du détroit supérieur. En effet, de l'aveu même de M. Depaul, le diagnostic n'est possible, dans les présentations du tronc, que pour celles dans lesquelles la région postérieure du fœtus est en avant (première position de l'épaule droite et deuxième position de l'épaule gauche), (p. 337.)

On ne doit donc pas espérer de pouvoir arriver au diagnostic des cas dans lesquels la région dorsale du fœtus regarde en arrière comme dans la première position de l'épaule gauche (*céphalo-ilioque gauche*) et la deuxième de l'épaule droite (*céphalio-iliaque droite*).

En conséquence, on devra s'estimer fort heureux si l'on peut parvenir à reconnaître, à l'aide de l'auscultation toute seule, les présentations du tronc, quelles que soient, du reste, les variétés de ces présentations [1].

---

1. « Quant à reconnaître une position du tronc comme l'indique M. Depaul, a dit M. Cazeaux (p. 159 de la 4ᵉ édit.), cela me paraît complétement impossible.

« Les derniers résultats fournis par M. Hohl viennent, du reste, confirmer le peu de confiance que j'accorde à l'auscultation dans le diagnostic des présentations du tronc. Ainsi, dans sept premières positions de l'épaule droite, il entendit le bruit du cœur cinq fois un peu à gauche, deux fois *un peu à droite*; sur trois présentations de l'épaule gauche, une fois la tête était à gauche et le dos en avant, les battements du cœur étaient à gauche; deux fois la tête était à droite et le dos en avant, les battements du cœur étaient entendus *au milieu.* »

CHAPITRE IV.

DIAGNOSTIC DES ALTÉRATIONS DU PLACENTA , DES MALADIES DU FOETUS, DE SA MORT ET DU DÉCOLLEMENT PLACENTAIRE.

A. Diagnostic des altérations du placenta.

Les bruits de souffle apprennent-ils quelque chose sur les altérations du placenta ?

Les observations que nous avons rassemblées de femmes chez lesquelles les placentas avaient subi une altération plus ou moins profonde nous ont appris que le souffle, non-seulement avait constamment existé, nonobstant cette altération du délivre, mais encore qu'il n'avait présenté aucune particularité digne d'être notée.

B. Diagnostic des maladies du foetus.

Les bruits de souffle apprennent-ils quelque chose sur les maladies du fœtus ?

Il en a été de même toutes les fois que nous avons rencontré des enfants qui sont venus au monde entachés de quelque maladie. Le bruit de souffle de la grossesse ne nous avait rien révélé, car il nous avait présenté toujours les mêmes caractères. M. Depaul a fait les mêmes remarques. (*Oper. cit.*, p. **228** et **237**.)

Conclusion. D'où il résulte que ce phénomène n'a reçu, dans ses manifestations, aucune influence des altérations qui étaient survenues dans le placenta et des maladies qui avaient pu atteindre le fœtus.

Les bruits du cœur du fœtus apprennent-ils quelque chose sur les maladies du placenta ou celles du fœtus?

Si le souffle de la grossesse ne trahit absolument rien sous ce rapport, en est-il de même des bruits du cœur? Ceux-ci n'apprennent rien non plus, à la vérité, pour ce qui touche le placenta. Mais M. Carrière a remarqué (p. 78) que des pulsations faibles, très-fréquentes, survenues dans le cours de la grossesse, s'accordaient ordinairement avec l'existence d'un fœtus chétif et doué de peu de vigueur.

Pour nous, nous avons toujours lieu de craindre que le fœtus ne soit dans de mauvaises conditions de santé, lorsque les contractions de son cœur, de fortes, de nombreuses, de régulières qu'elles étaient habituellement, deviennent par degrés plus faibles, plus lentes, irrégulières.

M. Depaul a constaté, chez un fœtus qui avait dépassé le huitième mois de la vie intra-utérine, de pareils changements arrivés successivement dans l'organe central de la circulation, et il a senti s'éteindre graduellement sous son oreille les bruits du cœur. Le fœtus venait de mourir. Il fut expulsé six jours après, et M. Depaul trouva dans ses poumons une multitude de petits abcès bien circonscrits, (p. 228.)

Hâtons-nous d'ajouter que ce que nous venons de dire ne saurait s'appliquer au temps des contractions utérines, car alors la faiblesse ou même la disparition du souffle et des bruits du cœur ne sont pas des signes certains de la souffrance du fœtus.

Bruits de souffle du cœur du fœtus.

Il semble que des bruits de souffle ayant leur siége dans le cœur du fœtus devraient traduire, dans quelques cas au moins, des maladies de cet organe.

Dans les observations que nous avons recueillies, ce bruit a disparu peu de temps après la naissance.

C. — Diagnostic de la mort du fœtus.

On ne peut résoudre cette question d'une manière satisfaisante qu'à une certaine époque de la grossesse.

En effet, si l'on pouvait dire que les bruits du cœur du fœtus sont toujours entendus entre le quatrième et le cinquième mois, on pourrait assurer, en ne les percevant pas à ce moment, que le fœtus est mort.

Mais, comme il est démontré, au contraire, que ces bruits peuvent n'être pas entendus, bien que le fœtus soit plein de vie, on ne saurait être trop réservé quand il s'agit de se prononcer avant la deuxième moitié de la grossesse. Cela est si vrai que certains accoucheurs n'ont pu se défendre de l'erreur dans des cas où l'absence des bruits cardiaques, chez des fœtus qui n'avaient pas dépassé ou avaient dépassé à peine le quatrième mois, se compliquait de circonstances diverses qui avaient fait craindre la mort de ces fœtus.

Si des erreurs sont faciles à commettre dans la première moitié de la grossesse, elles deviennent infiniment plus rares après cette époque, à la condition pourtant qu'on aura saisi préalablement, dans une ou plusieurs explorations précédentes, les bruits du cœur.

Alors, en effet, on ne peut douter que le fœtus ait existé, et il reste à démontrer s'il existe encore.

Or, dans cet état de choses, le résultat négatif de l'auscultation mérite une grande confiance. Nous sommes obligé de nous exprimer ainsi, au lieu de parler d'une confiance absolue, parce qu'il nous est démontré que, dans quelques cas rares où l'on n'avait pu saisir les doubles pulsations, le fœtus n'en vivait pas moins.

A part ces exceptions, qui se rencontrent heureusement fort peu dans la pratique, les auteurs s'accordent assez sur ce point : que le fœtus est ordinairement mort quand les pulsations cardiaques n'accompagnent pas le bruit de soufflet (Hoefft, cité par Depaul, p. 99, — Chailly-Honoré, p. 83), et quand ces pulsations ne sont pas retrouvées après plusieurs explorations successives (Carrière, p. 77; — Depaul, p. 105; — Dubois, p. 464 du t. XXVII), surtout lorsque, nous le répétons à dessein, un examen antérieur avait démontré l'existence des bruits du cœur.

Que devient, en présence de ce que nous venons de dire, l'allégation suivante de M. Moreau, savoir : que l'absence des bruits du cœur du fœtus, après le sixième mois de la grossesse, ne prouve pas la mort? (T. I, p. 518).

Ce langage absolu n'est pas celui de l'immense majorité des médecins versés dans la pratique de l'auscultation obstétricale. M. Moreau est donc en opposition, sous ce rapport, avec le plus grand nombre des accoucheurs distingués, tels que Newman-Sherwood (cit. de Depaul, p. 71), Naegelé (*ibid.*, p. 97), Cazeaux (*Oper. cit.*, p. 103), Stoltz (*Oper. cit.*, p. 222), Jacquemier (t. I, p. 23 ?), etc., etc.

Tout ceci, bien entendu, ne s'applique qu'au temps qui précède le commencement du travail, car, à dater de ce moment, on ne saurait rien conclure de la faiblesse, du ralentissement ou même de la cessation complète des bruits du cœur pendant les douleurs. Ce fait n'a point échappé à M. Carrière (*Thèse inaug.*, p. 94), à M. Dubois (*Oper. cit.*, p. 445), à M. Monod (*Oper. cit.*, p. 285.)

Non-seulement nous l'avons confirmé par notre observation, mais encore il nous a été donné d'assister, avec notre ami M. Veyne, en mai 1846, une jeune femme en travail, chez laquelle, durant des heures entières, il nous fut impossible de saisir, non-seulement durant les douleurs, mais encore dans leur intervalle, les bruits du cœur du fœtus. Et cependant, la mère, qui n'était âgée que de quinze ans, mit au monde une fille bien portante et qui vit encore.

Ce fait et quelques autres, que nous avons rencontrés depuis, nous ont rendu très-réservé dans l'application du forceps dont les médecins abusent trop souvent, malgré les remarques judicieuses de MM. Pereira et Lasserre[1].

En négligeant ce qui se passe pendant les douleurs, nous devons donc admettre comme étant vraie et conforme à la pratique la proposition suivante : La disparition des bruits du cœur dans le cours de la grossesse et avant le travail coïncide presque toujours avec la mort du fœtus.

Nous n'ajoutons pas : et la disparition, ou au moins l'affaiblissement du bruit de souffle, parce qu'il est démontré par l'expérience que ce phénomène sonore n'éprouve dans ses caractères aucune modification de la mort du fœtus.

M. de Kergaradec a distingué parfaitement les battements simples avec souffle sur une malade qui semblait n'avoir plus que quelques heures à vivre et qui mit au monde un enfant presque putréfié. (*Oper. cit.*, p. 13 et 14).

Sur trois femmes qui accouchèrent d'enfants véritablement putréfiés, M. P. Dubois entendit très-distinctement le souffle utérin jusqu'à l'expulsion des fœtus. (*Oper. cit.*, p. 464.) MM. Ritgen (cit. de Depaul, p. 18), Depaul (*Oper. cit.*, p. 224 et suiv.), etc., ont publié des observations qui confirment cette vérité.

Rappelons ici, pour ne rien omettre, ne fût-ce que pour provoquer de nouvelles recherches à cet égard, le bruissement sourd et irrégulier comme un bruit de fermentation que M. Stoltz dit avoir entendu sur des femmes dont les fœtus, non moins que les eaux de l'amnios, avaient subi un certain degré de décomposition.

Et disons en même temps que M. Cazeaux, qui a plusieurs fois eu l'occasion d'ausculter des femmes dont les enfants avaient cessé de vivre depuis huit, douze et même quinze jours, n'a ja-

---

1. *De l'abus des manœuvres obstétricales*, dans : *Archives générales de médecine*, N⁰ˢ de janvier et de février, 1843.

mais entendu rien de semblable au bruit signalé par le savant professeur de Strasbourg, (p. 161 de la 4ᵉ édition.)

D. — Diagnostic du décollement placentaire.

Nous ne terminerons point ce qui a trait à l'auscultation de la grossesse sans dire un mot du phénomène sonore que M. Caillault dit avoir retrouvé toujours avec une identité parfaite chez les femmes qui venaient d'accoucher. Ce phénomène consisterait, d'après cet auteur, en une série de petits craquements très-rapprochés dont on pourrait se faire une idée grossière en promenant ses ongles en travers sur la paille d'une chaise. Il se produirait au moment de la contraction de l'utérus. Faible d'abord, il irait en croissant à mesure que cette contraction deviendrait plus énergique.

M. Caillault attribue ce nouveau signe stéthoscopique au décollement du placenta. Il a cessé de l'entendre après ce décollement. (Voy., pour plus de détails, *l'Union médicale*, t. IV, n° 81, 6 juillet 1850.)

NOMS DES PRINCIPAUX AUTEURS

ET

TITRES DES PRINCIPAUX OUVRAGES

CITÉS DANS CET ARTICLE

(Nous avons fait précéder d'un *astérisque* les noms des auteurs dont nous avons vérifié par nous-même le titre et le texte des ouvrages.

Toutes les fois que, dans le cours de notre travail, nous avons signalé les pages sans indiquer les ouvrages, ces pages se rapportent aux écrits et aux éditions ci-dessous mentionnés.)

* J. Bouillaud. — *Traité clinique des maladies du cœur*, 2 vol. in-8°. Paris, 1835.

* C.-J.-B.-L. Carrière d'Azerailles. — *L'Auscultation appliquée à l'étude des phénomènes de la grossesse et à la pratique des accouchements*. Thèse présentée à la Faculté de médecine de Strasbourg et soutenue publiquement le samedi 15 décembre 1838; 2e série, n° 21; in-4°, 101 pages.

* P. Cazeaux.—*Traité théorique et pratique de l'art des accouchements*. 1re édition; 1 vol. in-8°. Paris, 1841.

* Chailly-Honoré. — *De l'auscultation appliquée au diagnostic des présentations et des positions du fœtus*. Extrait traduit de Hohl, édit. de Halle, 1833, par Aug. Belin. Dans l'*Union médicale*, 19 juillet 1851.

* Chailly-Honoré. — *Traité pratique de l'art des accouchements*, 3e édition; 1 vol. in-8°. Paris, 1853.

* J.-A.-H. Depaul.—*De l'auscultation obstétricale étudiée surtout comme moyen de diagnostic des présentations et des positions du fœtus*. Thèse inaugurale soutenue à Paris le 19 décembre 1839; inscrite sous le n° 429; in-4°, 51 pages.

* J.-A.-H. Depaul. — *Traité théorique et pratique d'auscultation obstétricale*, 1 vol. in-8° de 400 pages. Paris, 1847.

* Paul Dubois. — *De l'application de l'auscultation à la pratique des accouchements*. Rapport fait à l'Académie de médecine. Dans les tom. xxvii (p. 437 à 466 du numéro de décembre 1831) et xxviii (p. 1 à 27 du numéro de janvier 1832) des *Archives générales de médecine*.

* Ant. Dugès. — Article *Grossesse* du *Dictionnaire de médecine et de chirurgie pratiques*. T. ix, p. 294 à 326; 15 vol. in-8°. Paris, 1833.

* Fodera. — Note de 5 pages, sous ce titre : *Mémoire sur l'auscultation appliquée à l'étude de la grossesse*, ou *Recherches, etc.*, par M. J.-A. Lejumeau de Kergaradec, dans le *Journal de Physiologie expérimentale et pratique* de M. Magendie, p. 112 à 117 du tome II; in-8°. Paris, 1822.

Haus. —*Die Auscultation in Besug auf schwangerschaft*; Wurzburg, 1823. Traduit en français, par Courtois; 1833.

Hoefft. — *Beobachtungen über Auscultation der schwangers, etc.*; *Neue zeitschrift für Geburtskunde*, 1838.

Hohl.—*Die Geburtshülfliche exploration. Das horen*; 1 vol. in-8°. januar, 1833. 314 pages. Halle.

* J. Hope. — *A treatise on the diseases of the heart.* Third edition, p. 127 à 142; in-8°. London, 1839.

* J. Jacquemier. *Manuel des accouchements et des maladies des femmes grosses et accouchées*; 2 vol. grand in-18. Paris, 1846.

* Evory Kennedy. — *Physiological and practical observations on the uteroplacental circulation, and the phenomenon of placental soufflet, etc.*, dans : *The Dublin hospital reports and communications in medicine and surgery*, p. 231 à 273 du vol. V, in-8°. Dublin, 1830.

Kilian. — Voyez l'analyse du travail de cet auteur dans : *The British and Foreign medical review*, n° 1. January, 1836.

* R.-T.-H. Laennec. — *Traité de l'auscultation médiate*; 4ᵈ édit., 3 vol. in-8°. Paris, 1837.

* J.-A. Lejumeau de Kergaradec. — *Mémoire sur l'auscultation appliquée à l'étude de la grossesse ou Recherches sur deux nouveaux signes propres à faire reconnaître plusieurs circonstances de l'état de gestation*, in-8°, Paris, 1822. 37 pages sans les obs. de M. de Lens et 43 pages avec ces observations.

* J. P. Maygrier. — *Nouvelle démonstration d'accouchements*, 1 vol. in-folio. Paris, 1822.

* M. Mavor. — Cité dans : *Bibliothèque universelle des sciences, belles-lettres et arts*, faisant suite à la *Bibliothèque britannique*, rédigée à Genève, par les auteurs de ce dernier recueil, t. IX, 3ᵉ année, in-8°, 1818.

* J. Michaélides. — *Quelques considérations sur l'auscultation dans la grossèsse*, Thèse inaugurale soutenue à Paris, le 12 juillet 1837, n° 205 du t. VII, 32 pages.

* G. Monod. — *Du souffle placentaire*, dans le n° 7 du mois d'août du *Répertoire médical*, in-8°. Paris, 1831, p. 249 à 279.

* F. J. Moreau.—*Traité pratique des accouchements*, 2 vol. in-8°. Paris, 1838.

H.-F. Naegelé[1]. — *Die Geburtshülfliche auscultation*. Mayence, 1838, 40 pages. Voyez dans les *Archives générales de médecine* (3ᵉ série, t. V, année 1839, p. 381 à 392) une analyse étendue de ce travail par M. le Dᵣ Schuré.

---

1. Nous avons quelquefois désigné cet auteur sous le nom de Naegelé fils, bien que nous n'ayions jamais parlé du père, F. C. Naegelé, auteur d'un manuel d'accouchements qu'ont traduit successivement en français MM. J.-B. Pigné et Schlesinger-Rahier.

* Nauche. — *Des maladies propres aux femmes*, ouvrage publié en 2 parties ou 2 vol. in-8°. Paris, 1829.

Newman-Sherwood. — *De auscultatione obstetrica.* Halæ, 1834, d'après M. Depaul; 1837, d'après M. Carrière.

* Percy. — Cité dans la *Bibliothèque universelle des sciences, belles-lettres et arts de Genève*, à propos de son rapport sur un Mémoire de Laënnec.

* Pichon. — *Sur le Métroscope de M. Nauche*, dans le n° 36 du t. 1er de *la Clinique des hôpitaux et de la ville*, in-folio. Paris, 1827.

* Stoltz. — *Auscultation appliquée à la pratique obstétricale*, p. 210 à 225 du t. II du *Dictionnaire des études médicales pratiques*, grand in-8°. Paris, 1838.

* Adam Ulsamer.— *Auscultation bei Schwangeren, als ein Wichtiges Mittel zur Vervollkommung der ausserlichen untersuchuny Während der Geburt*, dans : *Rheinische Jahrbücher für medicin und chirurgie*, VII. Bandes 1. Stück. Elberfeld, 1823, p. 50 à 97.

* Alf. Velpeau.—*Traité complet de l'art des accouchements ou Tocologie théorique et pratique*, etc., 2e édit., 2 vol. in-8°. Paris, 1835.

— Édition de Bruxelles, 1 vol. grand in-8°, 1835.

TABLE DES MATIÈRES.